健康新社区系列

百问百答你关心的糖尿病

主　编　王普生

副主编　陈慎仁　邱卫黎
　　　　黄跃晖

编　者（按姓氏笔画排序）

王安妮　王普生　邱卫黎

张晓莉　陈式仪　陈慎仁

徐八一　徐光兴　黄跃晖

董　乐　谢志成　蔡文哲

人民卫生出版社

图书在版编目（CIP）数据

百问百答你关心的糖尿病 / 王普生主编 . —北京：人民卫生
出版社，2015

（健康新社区系列）

ISBN 978-7-117-20651-8

Ⅰ. ①百…　Ⅱ. ①王…　Ⅲ. ①糖尿病－防治－问题解
答　Ⅳ.①R587.1-44

中国版本图书馆 CIP 数据核字（2015）第 084336 号

人卫社官网	www.pmph.com	出版物查询，在线购书
人卫医学网	www.ipmph.com	医学考试辅导，医学数据库服务，医学教育资源，大众健康资讯

健康新社区系列

百问百答你关心的糖尿病

主　　编：王普生
出版发行：人民卫生出版社（中继线 010-59780011）
地　　址：北京市朝阳区潘家园南里 19 号
邮　　编：100021
E - mail：pmph @ pmph.com
购书热线：010-59787592　010-59787584　010-65264830
印　　刷：北京中新伟业印刷有限公司
经　　销：新华书店
开　　本：850×1168　1/32　印张：8.5　插页：4
字　　数：198 千字
版　　次：2015 年 6 月第 1 版　2015 年 6 月第 1 版第 1 次印刷
标准书号：ISBN 978-7-117-20651-8/R · 20652
定　　价：30.00 元
打击盗版举报电话：010-59787491　E-mail：WQ @ pmph.com
（凡属印装质量问题请与本社市场营销中心联系退换）

序

糖尿病是与心脑血管病、肿瘤并列的严重危害大众健康的慢性非传染性疾病。近年来,我们在糖尿病防控方面做了大量工作,取得一定成效,但大众健康教育、全科医生培训方面仍是一个薄弱环节,糖尿病知晓率低、治疗率低、控制率低的问题仍然困扰着糖尿病防控工作的顺利开展。社区群众缺乏喜闻乐见的科普读物,基层全科医生缺乏比较系统的培训教材,是当前亟待解决的课题。

王普生主任医师、陈慎仁、邱卫黎教授等从事疾病控制、临床、全科医生培训工作多年,熟知基层防控工作的实际需求。作者以国家糖尿病防治工作的有关指引(指南)为主线,通过广泛征求意见、收集热点问题、参考有关专业文献、杂志、教科书及互联网的最新资讯,跟踪学科前沿,去伪存真,比较系统地阐述了糖尿病的基本概念、流行病学、可能的发病机制、对人体健康的影响、临床表现、诊断与治疗、三级预防与社区管理、中医中药与家庭护理等内容。做到理论联系实际,深入浅出,并以热点问答的形式,帮助大众理解关切的专业问题。是一本当前较好的大众科普读物,既通俗易懂,又有一定专业深度,适合基层全科医生培训及社区大众防治糖尿病时参考。

本书内容翔实、概念清晰、层次分明、图文并茂、贴近实际、可操作性强,是其亮点。相信该书的出版,对社区、家庭防控糖尿病有一定参考作用。特将此书推荐给读者,以期对社区糖尿病的防控工作有所帮助。

世界家庭医学会（WONCA）执行理事兼名誉司库

香港家庭医学院院士

李國棟

2014 年 8 月 8 日

前　言

　　糖尿病是严重危害人类健康的"隐形杀手"。近年来,随着我国经济的迅速发展,人们饮食行为和生活方式的变化,以及社会老龄化的到来,糖尿病等慢性病越来越成为威胁社区居民健康的公共卫生问题,是我国医改重点关注的疾病。

　　糖尿病的发病率、致残率、致死率为何居高不下,究其原因,主要是我们对这个病的危害性认识不足,健康教育不到位,以致社区群众普遍存在"低知晓率、低治疗率、低控制率"状况,影响了防治工作的进一步开展。

　　糖尿病虽然是慢性终身性疾病,但不意味着没有办法没有希望,只要我们了解糖尿病的防治知识,做到早发现、早诊断、早治疗,并坚持合理膳食、适量运动,定期检测血糖并将其控制在合适的范围内,健康状况就会明显改善,生活质量就会显著提高。

　　糖尿病的病因复杂,治疗专业性强,患者应及时到有资质的医院专科就诊,规范治疗,安全用药。本书仅从糖尿病的病因、可能的发病机制、对人体健康的危害、临床表现、诊断、治疗及其三级预防、健康教育、社区管理等进行解读,希望对读者认识糖尿病有所帮助,促进社区健康保健工作的开展。

　　糖尿病属于慢性病范畴,是疾病控制工作的重点,但由于涉及学科多、知识面广,我们水平有限,书中有些表述可能存在不当之处,敬请读者批评指正。编写过程我们参考借鉴了有

前 言

关文献资料,得到有关专家、学者的支持和帮助,在此一并表示
感谢。

编　者

2014 年 8 月 1 日

目　录

近年来,随着人民生活水平的提高、生活方式的改变和人口老龄化,糖尿病患病率在世界范围内呈上升趋势,成为继心脑血管疾病、肿瘤之后的又一严重危害大众健康的慢性非传染性疾病。2013年全球已确诊糖尿病患者3.82亿人,而我国糖尿病患病人口已经超过1亿人,其中2型糖尿病占90%~95%。因此,糖尿病已经成为全球的重大公共卫生问题。

 # 第一章　何谓糖尿病

糖尿病是由于机体不能产生足够的胰岛素,或胰岛素敏感性降低(胰岛素抵抗),导致血糖(葡萄糖)水平异常升高,而引起的一种疾病。

胰岛素是由胰腺分泌的一种激素,用来控制血中的糖含量。当人体进食或饮入含热量的饮料时,食物分解成一些物质,其中包括机体运转所需的葡萄糖。糖被吸收入血,并刺激胰腺分泌胰岛素。胰岛素促使糖从血中进入细胞内从而降低血糖。一旦进入细胞,糖就转化为能量,要么立即被利用,要么被合成糖原储存起来以备需要时分解使用。胰岛素作用机制见图1。

正常情况下每天的血糖水平在不断发生变化,进食后升高,约两小时后恢复正常。一旦血糖水平恢复正常,胰岛素生成就减少。血糖水平是在一个较窄的范围内波动的,约3.5~6.1毫摩尔/升。如果一个人进食了大量的碳水化合物,其血糖水平可能升得更高。65岁以上的老年人血糖水平可能会轻度升高,尤其是在进餐后。

如果人体不能产生足够的胰岛素来促进糖通过三羧酸循环

产生热量供生命运动所需或者进入细胞储存,可导致血糖水平升高和细胞内糖的水平降低,产生糖尿病的症状及其并发病。

综上所述,糖尿病就是由于人体胰岛素分泌绝对或相对不足(胰岛素分泌缺陷),以及机体靶组织或靶器官对胰岛素敏感性降低(胰岛素作用缺陷)引起的以血糖水平升高,可伴有血脂异常等为特征的代谢性疾病。

第二章 糖尿病简介

第一节 患 病 率

在我国患病人群中,以 2 型糖尿病为主,2 型糖尿病占 90.0% 以上,1 型糖尿病约占 5.0%,其他类型糖尿病仅占 0.7%;妊娠糖尿病的患病率接近 5.0%。

2 型糖尿病广泛分布于世界各地,但其发病率和患病率在不同国家和不同人群是不同的。

从世界范围来看,糖尿病的发病率在逐年增高,已成为严重威胁人类健康的慢性病之一。糖尿病的患病率随年龄增高明显上升。我国糖尿病患病率近 30 年呈现出不断上升的趋势。国内调查结果显示,40 岁以上糖尿病患病率明显升高,可达到 40 岁以下人群的 6.39 倍。随着时间的推移,糖尿病的发病年龄趋于年轻化。

我国糖尿病标化患病率大城市(41.58%)高于中小城市(31.37%),富裕县镇(31.29%)高于贫困县农村(21.83%)。

2007 年调查表明,我国糖尿病总的未诊断率为 56%,其中城市为 52%,农村为 68%,农村明显高于城市,这为将来糖尿病防治工作的重点移向农村提供了依据。

经济发达程度与糖尿病患病率有关。在 1994 年的调查中,高收入组的糖尿病患病率是低收入组的 23 倍,最新的研究发现发达地区的糖尿病患病率仍明显高于不发达地区,城市仍高于农村。

男性、低教育水平是糖尿病的易患因素。在 2007~2008 年的调查中,在调整其他危险因素后,男性患病风险比女性增加 26%,而文化程度大学以下的人群糖尿病发病风险增加 57%。

2013 年 9 月 4 日发表在《美国医学会杂志》上的《中国成年糖尿病流行与控制现状》研究显示,中国 18 岁及以上成人中约有 4.934 亿糖尿病前期人群,糖尿病前期患病率为 50.1%。

第二节 死 亡 率

糖尿病的死亡率存在明显的地区差异和人群差异,从 0~200/10 万不等。近 30 年来资料显示,糖尿病死亡率发达国家高于发展中国家,城市高于农村。发达国家死亡率多在 20~50/10 万之间,发展中国家大多低于 10/10 万,城市一般高于 10/10 万,农村多低于 10/10 万。不同种族间糖尿病死亡率明显不同,一般是黑人高于白人。我国糖尿病死亡率在近 20 年内增长迅速。1990~1999 年糖尿病死亡状况的统计结果显示,10 年间城市和农村糖尿病死亡率均呈显著上升趋势,分别上升了 1.89 倍和 1.71 倍,平均递增速度城市为 7.35%,农村为 6.17%。我国已经富裕起来的农村,某些地区农村糖尿病死亡率的年增长率已经明显高于城市。

第三节 影 响 因 素

一、遗传

2 型糖尿病的发病机制尚未明了,但遗传因素已被确认。

目前认为,糖尿病单由遗传因素或环境因素引起者仅占少数,95%是由遗传、环境、行为多种危险因素共同参与和(或)相互作用引起的多因子病。国内外学者普遍认为糖尿病存在家族聚集性,国外研究表明,2型糖尿病患者一级亲属糖尿病的患病率比无糖尿病家族史者高3~10倍,如果父母一方患有糖尿病,则子女一生患糖尿病的危险性可达40%,如果父母双方均患病,其子女的发病率高达25%。国内大量的流行病学资料显示,有糖尿病家族史者糖尿病的患病率要显著高于无家族史者。

二、肥胖(或超重)

肥胖是2型糖尿病最重要的易感因素之一。许多研究发现,无论男女,不同年龄组中,超重者2型糖尿病患病率显著高于非超重者,前者大约是后者的3~5倍。我国11省市的调查发现,糖尿病和糖耐量异常(IGT,糖尿病前期的一种)患病率随着体重的增加而上升,超重者患病的危险(RR)为正常人的2.36倍,而肥胖者的RR达3.43。印第安人的调查亦证实,2型糖尿病的发病率随体质指数的增加而呈线性增加趋势,体质指数<20者的发病率为0.8/1000人年,而体质指数>40者高达72/1000人年。国内的研究结果显示,体重指数(BMI,既体质指数)是2型糖尿病的独立危险因素。其他一些研究还发现,腰/臀围比值(WHR)比体质指数可能对2型糖尿病的预测更有价值,尤其在亚洲人中。肥胖的进程也影响糖尿病的发病率。以色列对2000名40~70岁的人群进行研究,发现2型糖尿病的高患病率与其10年前较高的体质指数有更大的相关性。

三、体力活动不足

许多研究发现体力活动不足增加糖尿病发病的危险,活动最少的人与最爱活动的人相比,2型糖尿病的患病率相差2~6倍。有研究表明,体力活动及体育锻炼可增加胰岛素活性标志物的效应,从而改善糖代谢和脂代谢。马林茂等对我国11省市的糖尿病调查结果进行了多因素Logistic回归分析,结果显示,职业体力活动与休闲时的体力活动减少均是糖尿病的危险因素。

四、膳食

高热能饮食是明确肯定的2型糖尿病的重要危险因素,2型糖尿病的发生率与膳食中脂肪所提供的能量百分比成正相关,与膳食碳水化合物所提供的能量百分比呈负相关。日本相扑运动员每日摄能达4500~6500千卡,比一般日本人的2500千卡高得多。他们中40%发展为2型糖尿病。

五、早期营养

有人提出生命早期营养不良可以导致后来的代谢障碍和增加发生糖耐量异常(IGT)和2型糖尿病的危险。低体重新生儿较正常体重新生儿在成长期更容易发生糖尿病,母亲营养不良或胎盘功能不良可以阻碍胎儿胰岛β细胞的发育。

六、社会经济状况

糖尿病与社会经济状况紧密相关。富裕国家的糖尿病患病率高于发展中国家。即使在不发达国家,富人的糖尿病患病率也明显高于穷人。我国1994年的调查亦发现,糖尿病的患病率随收入的增加而增加;而且经济收入越高、文化程度越低者发生糖尿病的危险性越大。

七、吸烟与饮酒

国内有关糖尿病的研究表明:采用吸烟与饮酒指数来分析吸烟和饮酒与糖尿病的关系,可以看到吸烟、饮酒指数与糖尿病的患病率有明显的线性关系,大量吸烟是糖尿病发生的危险因素,随着吸烟年限与吸烟量的增加,糖尿病的发生也增加。Rimm-EB 等报道一项美国 114 247 名护士的 12 年纵向研究结果表明,与不吸烟者相比,每天吸烟 25 支以上的妇女发生 2 型糖尿病的相对危险度为 1.42(经调整肥胖及其他危险因素后);对美国中老年男子进行 6 年前瞻性研究结果显示,每日吸烟 25 支及以上者较不吸烟者发生糖尿病的相对危险度为 1.94(经控制已知的危险因素后)。

八、高血压

许多研究发现高血压患者发展为糖尿病的危险比正常血压者高。流行病学研究显示,高血压患者发生糖尿病的可能性是正常血压者的 2.5 倍,糖尿病患者至少 1/3 以上合并高血压,并发肾脏损害者,高血压患者糖尿病患病率达 70%~80%。美国糖尿病协会(ADA)报告,高血压是 2 型糖尿病的高危因子。

除了以上因素外,年龄也是 2 型糖尿病肯定的危险因素之一,其他相关的因素还有血脂异常(高胆固醇及高甘油三酯)等。糖尿病的发生是遗传与环境因素共同作用所致。

第三章　糖尿病对人体的危害

　　糖尿病是一种慢性代谢性疾病,如果血糖控制不好可以合并感染和糖尿病酮症酸中毒等急性并发症,慢性并发症可出现从头到脚,从上到下,从内到外,由表及里如糖尿病肾病、周围血管病变、心脑血管损害、眼球病变、神经病变等危害。严重影响生活质量,并可危及生命。

　　1. 对肾脏的危害　由于高血糖、高血压及高血脂,肾小球微循环滤过压异常升高,促进糖尿病肾病的发生和发展。糖尿病肾病早期表现为蛋白尿、浮肿,晚期发生肾衰竭,是 2 型糖尿病最主要的死亡原因之一。

　　2. 对周围血管的危害　糖尿病对周围血管的危害,主要以下肢动脉粥样硬化为主,糖尿病患者由于血糖升高,可引起周围血管病变,导致局部组织对损伤因素的敏感性降低和血流灌注不足,在外界因素损伤局部组织或局部感染时较一般人更容易发生局部组织溃疡,临床表现为下肢疼痛、溃烂,供血不足可引发肢端坏死,如果出现这种情况,可导致残疾,甚至截肢。

　　3. 对心脑血管的危害　心脑血管并发症是糖尿病致命性的并发症之一。这一类糖尿病的危害主要表现于主动脉、冠状动脉、脑动脉粥样硬化,以及广泛小血管内皮增生及毛细血管基膜增厚的微血管糖尿病病变。由于血糖升高,红细胞膜和血红蛋白糖化,导致血管内皮细胞缺血、缺氧及损伤,从而形成高血糖、高血脂、高黏血症、高血压,致使糖尿病心脑血管病发病率和死亡率呈直线上升。而心脑血管病包括冠心病、脑卒中(出血、梗死)和糖尿病心肌病导致心力衰竭、心律失常等。糖尿病患者心、脑血管病并发率和病死率为非糖尿病患者的 3.5 倍,是 2 型糖尿病最主要的死亡原因。

4. 糖尿病感染的危害　糖尿病病人免疫功能(抵抗力)减退,身体分泌物中糖增加是细菌等微生物的培养基。常见皮肤感染反复发生,有时可酿成败血症;霉菌性阴道炎引起的外阴瘙痒、甲癣、足癣、泌尿道感染(肾炎和膀胱炎)多见。另外,容易染上肺结核,一旦得病,蔓延迅速广泛,易成空洞,发病率比正常人高 5 倍。

5. 对眼睛的危害　糖尿病患者除动脉硬化、高血压及肾病变外,糖尿病视网膜病变与糖尿病性白内障是糖尿病危害眼视力的主要表现。

6. 糖尿病对神经的危害　神经病变是糖尿病慢性并发症之一,是导致糖尿病死亡、残疾的重要因素。糖尿病神经病变最常见为周围神经(运动神经和感觉神经)病变,自主神经病变,周围神经病变主要体现在四肢麻木、乏力、冰冷刺痛等,严重者会导致神经恶液质,而自主神经病变主要体现在无汗、少汗或者多汗、尿失禁或尿潴留、胃瘫、性功能减退等。另外,可累及视神经、中枢神经系统。

热 点 问 答

？ 哪些糖尿病患者容易患糖尿病眼病?

答:(1) 血糖控制不好。

(2) 胰岛素依赖型(即 1 型糖尿病)。

(3) 糖尿病患病时间长。

（4）患有糖尿病的妊娠期妇女。

（5）合并高眼压和高血脂的糖尿病患者。

（6）吸烟、酗酒、服用口服避孕药物的糖尿病患者。

❓ 为什么糖尿病患者容易患白内障?

答：正常人眼睛的晶状体是透明的,各种原因引起的晶状体混浊即可形成白内障。糖尿病患者由于血糖增高,水和电解质代谢紊乱,眼内房水的成分和新陈代谢受到影响,晶状体更容易产生变性和混浊。

❓ 糖尿病性白内障和老年性白内障有什么区别?

答：在 65 岁以下的糖尿病患者中,白内障的患病率为非糖尿病人群的 3~4 倍;在 65 岁以上糖尿病患者中,白内障的患病率超过非糖尿病人群的两倍。

同老年性白内障一样,糖尿病性白内障也表现为无痛性、渐进性视力下降。但老年性白内障是一个长期缓慢的发展过程,而糖尿病引起的白内障一般进展迅速,与年龄无绝对关系,手术并发症的发生率也较高。

❓ 糖尿病的预后如何?

答：现阶段糖尿病无法完全治愈,患者需要终身治疗,包括用口服药物治疗和注射胰岛素治疗等。患者经适当治疗并在日常生活中注意饮食的调养、戒烟戒酒、预防各种感染以及适当体育运动增强体质后,血糖可控制在正常范围内,并能预防和延缓并发症的发生和发展。但如长期得不到控制达标,则可能因糖尿病的急、慢性并发症影响生活质量,缩短寿命。

糖尿病对儿童生长发育的影响?

答:长期血糖控制不佳或没有治疗的糖尿病儿童,可出现身材矮小、肝脏肿大和青春期延迟,医学上称为 Mauriac 综合征或糖尿病侏儒,这充分说明糖尿病对儿童生长发育的严重危害。

糖尿病对孕妇胎儿的影响?

答:高血糖可使胚胎发育异常甚至死亡,流产发生率达 15%~30%。糖尿病妇女宜在血糖控制正常后考虑妊娠。糖尿病孕妇抵抗力下降,易合并感染,以泌尿系感染最常见。羊水过多的发生率较非糖尿病孕妇多 10 倍。其原因可能与胎儿高血糖、高渗性利尿致胎尿排出增多有关。巨大胎儿发生率高达 25%~42%。胎儿畸形率为 6%~8%,高于非糖尿病孕妇。

第四章　发病机制概述

糖尿病有明显的遗传倾向并存在显著遗传异质性。除少数患者是由于单基因突变所致外,大部分糖尿病患者是多基因及环境因子共同参与及相互作用引起的多因子病(也称为复杂病)。

1. 1 型糖尿病的发病机制　主要是由于遗传以及环境因素中病毒、化学物质所致的胰岛 β 细胞自身免疫性疾病(Ⅳ型超敏反应引起)(见图 3)。

2. 2 型糖尿病发病机制　过去认为,主要与胰岛素(INS)分泌缺陷、周围胰岛素抵抗(IR)等因素有关(见图 2),现在研究发现它还与多种基因突变有关(见图 4)。

3. 糖尿病危象发病机制　糖尿病酮症酸中毒(DKA)与高糖高渗综合征(HHS)这两种代谢紊乱的发病机制有许多相似之处(见图 5),即血中胰岛素有效作用的减弱,同时多种反向调节激素水平升高,如胰高血糖素、儿茶酚胺、皮质激素、生长激素等。DKA 及 HHS 患者由于这些激素水平的变化而导致肝糖原分解增加、糖异生增加、外周组织对葡萄糖的利用降低,导致高血糖,同时细胞外液渗透压发生了平行变化。DKA 时,由于胰岛素作用明显减弱,以及升糖激素作用增强共同使脂肪组织分解为游离脂肪酸,释放入血液循环,并在肝脏氧化分解产生酮体,包括 β- 羟丁酸、乙酰乙酸和丙酮,从而造成酮血症及代谢性酸中毒。许多研究表明,高血糖者发生高血糖危象时常伴有一系列细胞因子,如 TNF-α、IL、CRP、活性氧、脂质过氧化和PAI-1 的增加,当 DKA 及 HHS 纠正后这些炎症介质逐步恢复正常水平。HHS 可能是由于血浆胰岛素分泌相对不足,虽然不能使胰岛素敏感组织有效利用葡萄糖,却足以能够抑制脂肪组织分解,不产生酮体。但目前与此有关的研究证据尚不充分。发

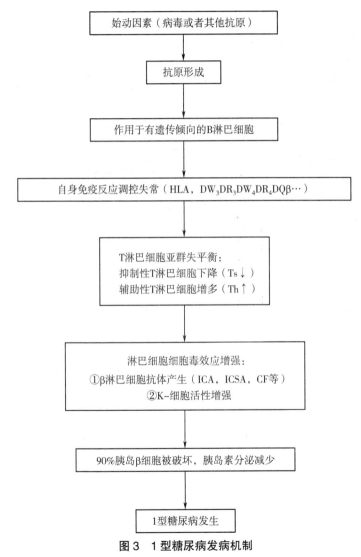

图3 1型糖尿病发病机制

生 HHS 的部分患者并无昏迷,部分患者可伴有酮症。DKA 和 HHS 均能造成尿糖增高引发渗透性利尿,从而使机体脱水,钠、钾及其他电解质成分紊乱而危及生命(昏迷乃至死亡)。

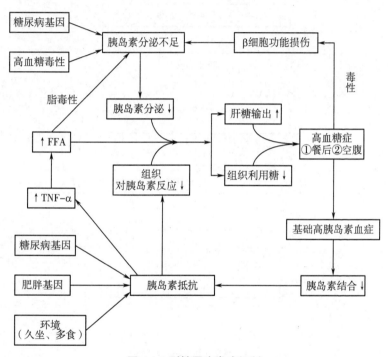

图 4　2 型糖尿病发病机制

特异性糖尿病共有 8 种,多数临床表现为 1 型糖尿病及 2 型糖尿病,其中有由单基因突变所致的有胰岛素基因(INS-G)突变性糖尿病;胰岛素受体基因(INSR-G)突变性糖尿病;葡萄糖转运蛋白基因(GluT-G)突变性糖尿病;葡萄糖激酶基因(GCK-G)突变性糖尿病和线粒体基因(mt-G)突变性糖尿病。

糖尿病发表机制过去多为糖的定性临床状态与 DNA 位点研究,现在是基因与定量中间性状,尤其是胰岛 β 细胞分泌功能、周围组织对胰岛素(INS)敏感性、体脂含量及分布相关研究增多。对于易感位点的研究过去多用群体相关途径和家系连锁途径,较新为家系内联分析方法和邻位表达序列标签(EST),但较多用的是全基因组随即化位点标记 ASP 分析,但多结合相关途径进行复核及定位克隆。糖尿病机制研究和方法研究还在进一步的发展中。

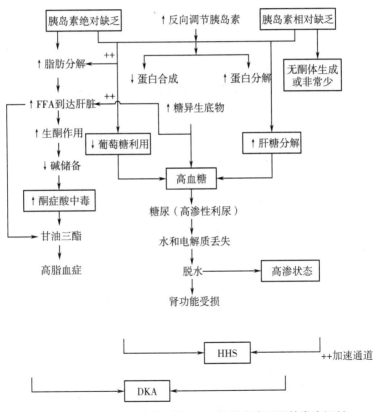

图5 DKA 及 HHS:应激、感染和(或)胰岛素不足的发病机制

第五章　临床表现

糖尿病系一慢性进行性疾患,除 1 型糖尿病起病可较急外,2 型糖尿病起病一般难于估计时日。后者早期症状较轻常无症状,但重症及有并发症者则症状明显且较典型,病程漫长,无症状期因难于估计,至症状出现或临床上确诊后常历时数年至数十年不等。有时可始终无症状,直至脑血管或心脏等严重并发症而在临终前不久才被发现有糖尿病基础。现将各期临床表现分述如下:

第一节　无　症　状　期

约 90% 为中年以上发病的 2 型糖尿病患者,食欲良好,体态偏肥胖,精神体力一如常人,往往因体检或检查其他疾病或妊娠检查时偶然发现餐后有少量糖尿。当测定空腹尿糖时常阴性,空腹血糖正常或稍高,但饭后 2 小时血糖高峰超过正常,糖耐量试验往往显示糖尿病。不少患者可先发现高血压、动脉硬化、肥胖症及心血管病、高脂血症或高脂蛋白血症,或屡发化脓性皮肤感染及尿路感染等。1 型患者或因生长迟缓、体力虚弱、消瘦、酮症等明显症状而易被发现。

在 2 型糖尿病无症状期或仅处于血糖调节受损(IGT)或空腹血糖受损(IFG)状态时,患者常常已有高胰岛素血症;而在 1 型糖尿病出现症状前往往已有血清胰岛细胞抗体(ICA)和谷氨酸脱羧酶抗体(GAD)阳性。

无症状期之前实际上尚有一般试验包括糖耐量试验均阴性的阶段,但这些对象可能有糖尿病家族史,巨婴史,或伴有代谢综合征,如胰岛素抵抗,高胰岛素血症,高血压,高尿素氮(BUN)血症和肥胖等,均属于糖尿病的高危对象。

无症状期糖尿病经饮食或运动等治疗,可使病情较易得到控制,防止和减少慢性并发症的发生。

第二节 症 状 期

此期患者常有轻重不等的症状,且常伴有某些并发症或伴随症或合并病。有时本病症状非常轻微,但合并病或并发症症状可非常严重,且有时先于糖尿病症状出现,或以主要症状出现而将糖尿病本身症状掩蔽。如老年病者常先有冠心病症群(心绞痛、心肌梗死、心律不齐、心力衰竭等),或脑血管意外症候群,但糖尿病症群非常轻微,故临床上常被忽视或漏诊。糖尿病的主要症状见图6。中年病者可先有尿路感染、肺结核、皮肤疖痈或某些外科情况如胆囊炎、胰腺炎等症状出现。幼年病者有时可以酮症酸中毒为首发症状。如空腹及餐后血糖均明显升高者,一般有下列典型症状:

1. 多尿、烦渴、多饮 由于糖尿,尿渗透压升高而肾小管重吸收水减少,尿量常增多。病者尿意频频,多者一日夜可二十余次,夜间多次起床,影响睡眠。不仅每次尿多与尿频,一日尿总量常在2~3L以上,偶可达十余升。由于多尿失水,病者烦渴,喝水量及次数增多,与血糖浓度及尿量和失糖量成正比;当胰岛素缺乏及酮症酸中毒时,钠钾离子重吸收更困难,多尿加重;常使血浆浓缩,影响渗透压,可酿成高渗性昏迷等严重后果。

2. 善饥多食　由于失糖,糖分未能充分利用,伴以高血糖刺激胰岛素分泌,食欲常亢进,易有饥饿感,主食有时达1~2斤,菜肴比正常人多一倍以上,尚不能满足。但有时病者食欲忽然降低,则应注意有否感染、发热、酸中毒、或已诱发酮症等并发症。多尿、多饮及多食临床上常称"三多症"。

3. 疲乏、体重减轻、虚弱　由于代谢失常,能量利用减少,负氮平衡,失水和电解质紊乱,酮症时更严重,患者感疲乏、虚弱无力。尤其是幼年(1型)及重症(2型)患者消瘦明显,体重下降可达数十斤,劳动力常减弱。久病幼儿生长发育受抑制,身材矮小、脸色萎黄、毛发少光泽,体力多虚弱。但中年以上2型轻症患者常因多食而肥胖。体重减轻(少)临床上称"一少"。

4. 皮肤瘙痒　多见于女阴部,由于尿糖刺激局部所致。有时并发白念珠菌等真菌性阴道炎,瘙痒更严重,常伴以白带等分泌。失水后皮肤干燥亦可发生全身瘙痒,但较少见。但老年人或病程较长尤血糖控制不佳者,皮肤瘙痒多见。

5. 其他症状　有四肢酸痛、麻木、腰痛、性欲减退、阳痿不育、月经失调、便秘、视力障碍等。有时有顽固性腹泻,每日大便2~3次至5~6次不等,呈稀糊状,一般属非炎症性而为功能性腹泻,可能与自主神经功能紊乱有关。有时有直立性低血压、大汗淋漓、大小便失禁等亦属严重神经系统表现,许多症状由于并发症与合并病所致。

6. 体征　早期或轻症,大多无体征。久病者常可发现因失水、营养障碍、继发感染、心血管、神经、肾脏、眼部、肌肉、关节等并发症而出现各种相应体征。肝脏可肿大,尤多见于1型病者,适当治疗后可恢复。国内病例中皮肤黄色瘤及胡萝卜素血症者罕见。

热 点 问 答

❓ 糖尿病"三多一少"的典型症状有哪些?

答:糖尿病的典型的症状是"三多一少",即多饮、多尿、多食及消瘦。然而,由于病情轻重或发病方式的不同,并不是每个病人都具有这些症状。

❓ 低血糖有什么症状?

答:低血糖早期症状以自主神经尤其是交感神经兴奋为主,表现为心悸、乏力、出汗、饥饿感、面色苍白、震颤、恶心呕吐等,较严重的低血糖常有中枢神经系统缺糖的表现,如意识模糊、精神失常、肢体瘫痪,大小便失禁、昏睡、昏迷等。

❓ 糖尿病足有什么临床表现?

答:早期表现:感觉改变通常呈袜套样表现,首先累及肢体远端,然后向近端发展。轻触觉、本体感觉、温度觉和疼痛感知共同减弱;运动神经病变表现为足内在肌萎缩,出现爪状趾畸形;自主神经受累表现为皮肤正常排汗、温度及血运调节功能丧失,导致局部组织柔韧性降低,形成厚的胼胝以及更易破碎和开裂。后期可出现溃疡、感染、骨髓炎、Charcot 关节病等。

❓ 什么是遗传异质性?

答:遗传异质性(genetic heterogeneity)是指一种遗传性状可以由多个不同的遗传物质改变所引起。

遗传异质性(genetic heterogeneity)分为基因异质性和等位

基因异质性。

　　基因座异质性病是由不同基因座的基因突变引起的,如先天性聋哑有常染色体隐性遗传、常染色体显性遗传和 X 连锁隐性遗传 3 种遗传方式。

第六章　实验室检查

第一节　尿 糖 测 定

尿糖阳性是诊断糖尿病的重要线索,但尿糖阴性不能排除糖尿病的可能。每日 4 次尿糖定性检查(3 餐餐前和晚上 9~10 点)和 24 小时尿糖定量可作判断疗效指标,并供调整降血糖药物剂量的参考。

第二节　血 糖 测 定

血标本来源包括毛细血管、静脉血或动脉血,由于组织利用葡萄糖和不同血球压积的影响,静脉血糖值低于毛细血管的血糖值,后者又低于动脉血,但临床一般不用动脉血。静脉血浆和毛细血管全血的检测结果会略有不同,全血葡萄糖受血球压积的影响,因红细胞内葡萄糖被利用而含量低于血浆。如红细胞减少而比积下降,血糖数值可稍增加,一般全血血糖比血浆低 15% 左右,故一般都测定静脉血浆血糖。测定方法一般采用葡萄糖氧化酶法。现在一般医院大多采用自动生化分析仪测定。目前临床也采用各种小型血糖仪,测定毛细血管全血葡萄糖浓度。

血糖测定的方法有邻甲苯胺法、福林 - 吴宪氏法、葡萄糖氧化酶法等。邻甲苯胺法因试剂有较强的毒性;福林吴宪二氏法标本处理较麻烦,需制备无蛋白血滤液,所以均逐渐被淘汰。葡萄糖氧化酶法因对葡萄糖有特异性,可在其他糖存在的情况下进行葡萄糖的测定,所以目前临床上应用较广泛。

1. 空腹血糖试验　一般是在禁食 8~10 小时后,在早 8 时左右测定的血糖。

正常人的空腹血糖为 3.9~6.1 毫摩尔 / 升(70~110 毫克 / 分升)。正常人的血糖相当稳定,但在测定时也要注意有无影响血糖的因素:如情绪激动、失眠、饥饿状态、发生其他疾病如发烧、呕吐、腹泻等都可影响血糖。

有的药物可使血糖升高,如:促肾上腺皮质激素、皮质激素、胰升糖素、生长激素、女性口服避孕药、噻嗪类利尿剂等;有的药物可降低血糖,如:酒精、他巴唑、磺胺类药物。如有可能应在停用数日后再测。

2. 餐后 2 小时血糖试验　餐后 2 小时血糖,应从进食开始计算时间,在 2 小时时测定,不是 2 小时内,也不是 2 小时以后。正常人餐后 2 小时血糖在 4.4~7.7 毫摩尔 / 升(80~140 毫克 / 分升)如果等于或高于 11.1 毫摩尔 / 升(200 毫克 / 分升)可以诊断糖尿病,如果仅≥7.8 毫摩尔 / 升(140 毫克 / 分升)应进行糖耐量检查以明确诊断。

(1) 如果测定的目的是为了确定有无糖尿病,则应随便进食不限量,且一定要吃碳水化合物(主食)。

(2) 如果测定的目的是观察饮食治疗的效果,则应按饮食治疗规定的量来进食。

(3) 如果测定的目的是观察糖尿病药物或胰岛素治疗的效果,则应在进食时,按原方案服用降糖药物或注射胰岛素后测定。随机血糖:是指不考虑进食的关系,在任何时间测定的血糖。

第三节 口服葡萄糖耐量试验（OGTT）

方法：空腹取静脉血、留尿，分别测血糖和尿糖，后将 75 克葡萄糖溶在 250~300 毫升水中，在 5 分钟内饮完，服糖后 30 分、1 小时、2 小时和 3 小时时再取血、留尿，分别测血糖和尿糖。（所用葡萄糖应为无水葡萄糖 75 克，含单结晶水的葡萄糖相当于82.5 克）。

如果没有条件做糖耐量试验可以用简单的馒头试验代替，2 两（100 克）馒头在 10 分钟时间内吃完，从吃第 1 口开始计时，两小时后抽血测量（但这只是一个不得已的办法，如有可能仍应做糖耐量试验）。

OGTT 结果的判定：

（1）餐后 2 小时血糖（PG2h）小于 7.8 毫摩尔 / 升（140 毫克 / 分升）为正常。

（2）餐后 2 小时血糖（PG2h）大于或等于 7.8 毫摩尔 / 升（140 毫克 / 分升），但小于 11.1 毫摩尔 / 升（200 毫克 / 分升）为糖耐量低减（IGT）。

（3）空腹血糖大于或等于 7.0 毫摩尔 / 升（126 毫克 / 分升）或 PG2h 大于或等于 11.1 毫摩尔 / 升（200 毫克 / 分升）为糖尿病。

（4）OGTT 的结果有一定的变异性，即同一受试者相隔几日后重复测定，结果可能不同，餐后血糖相差可达 25%，从而影响糖耐量低减（IGT）的确定。

第四节 静脉注射葡萄糖耐量试验（IVGTT）

作为评价葡萄糖利用的临床研究手段。只适用于胃切除术后、胃空肠吻合术后、吸收不良综合征。静脉注射50%葡萄糖液,剂量按每公斤0.5克计算,2~3分钟注完。以开始注射至注完之间的任何时间为零点,每5分钟取静脉血验血糖1次,共60分钟。计算从某一血糖值下降到其一半时的时间作为$T_{1/2}$,再按公式$0.69/T_{1/2} \times 100$算出K值。正常人K≥1.2。糖尿病病人K<0.9。

第五节 胰岛素(INS)释放试验

用各种刺激胰岛β细胞分泌胰岛素的物质,可促使正常人的胰岛素分泌释放。检测方法有放射免疫法,近来还有酶联免疫吸附法。患者口服葡萄糖后在1、2、3小时分别取血,同时查血糖和血浆胰岛素水平,绘成曲线有助于判定胰岛β细胞分泌胰岛素的功能。

试验准备及方法与口服糖耐量试验相同。不能耐受或不宜服糖的患者,可用进食100克面粉的馒头代替葡萄糖。

测定方法:放射免疫分析及化学发光分析法样本采集:血清或血浆(抗凝)0.3毫升

参考值:5~20毫单位/升(35~145皮摩尔/升)(空腹)

胰岛素释放曲线:

1. 正常人的胰岛素释放曲线 口服糖后,随血糖的上升血浆胰岛素水平也迅速上升,高峰一般在服糖后0.5~1小时出现,高峰值可比空腹胰岛素水平高5~10倍,然后逐渐下降,3~4小时即可降至正常水平。正常人空腹基础血浆胰岛素水平约为35~145皮摩尔/升(5~20毫单位/升)。

2. 糖尿病病人的胰岛素释放曲线

(1)胰岛素分泌减少型:患者空腹血浆胰岛素水平很低。口服葡萄糖刺激后仍很低,说明胰岛素的分泌绝对不足,应用胰

24

岛素治疗。常见于 1 型糖尿病或 2 型糖尿病晚期。

（2）胰岛素分泌增多型：患者空腹血浆胰岛素水平正常或高于正常，口服葡萄糖刺激后，升高迟缓，2 小时后其峰值高于正常（但仍低于无糖尿病而体重相似的单纯肥胖者），提示患者的胰岛素分泌相对不足。常见于 2 型糖尿病肥胖者。

3. 胰岛素释放障碍型　患者空腹血浆胰岛素水平可稍低或正常或稍高于正常。口服葡萄糖刺激后升高延迟且低于正常。常见于消瘦或体重正常的 2 型糖尿病病人。

第六节　C 肽 试 验

C 肽为胰岛素原（胰岛素前体，由 86 个氨基酸组成）转化为胰岛素时的分解产物；对于用胰岛素治疗的病人，测定其血中胰岛素结果包括外源性胰岛素，不能判断内生胰岛素水平；长期使用胰岛素的病人，有可能产生抗胰岛素抗体，使胰岛素测定结果偏低；C 肽与胰岛素是等分子关系，既能反映胰岛 β 细胞功能，又不受外源性胰岛素和体内胰岛素抗体的影响。

正常人空腹血浆 C 肽水平为（0.32±0.14）纳摩尔／升，进食后迅速上升，于 1 小时后达到高峰，约为空腹值的 8 倍，第 2、3 小时后渐次下降。部分糖尿病病人空腹及餐后血浆 C 肽均低于最小可测值（0.06 纳摩尔／升），这种情况说明患者无残存 β 细胞功能；部分病人在空腹及餐后血浆 C 肽值均明显高于正常，说明这种病人经常处于高胰岛素血症状态。

已经用胰岛素治疗的病人，不能作胰岛素释放试验，因为在测定胰岛素的时候，不能分辨是内源的，还是外源注射的胰岛素。所以只能测定 C 肽。

测定方法：放射免疫分析法

样本采集:血清或血浆(抗凝)0.3 毫升,通常取空腹血一次,并在口服葡萄糖(75 克)后 30 分钟、60 分钟、120 分钟和 180 分钟分别取血一次。

参考值:空腹:3~20 微单位/毫升;达峰时间:30 分钟;恢复时间:≤180 分钟。

第七节　糖化血红蛋白

血红蛋白(Hb)是多种色蛋白的总称,血红蛋白电泳显示,分为 HbA,HbA2 及 HbF。其中 HbA 含量最多,是能被糖化的主要 Hb。血红蛋白上的球蛋白存在游离氨基,葡萄糖与游离氨基的非酶促的共价附着反应产生糖化血红蛋白(此反应不需有酶的参加,且结合后不再分开)。糖化以后产生的多种糖基化血红蛋白(GHb)统称为 HbA1。HbA1 是一个混合物,HbA1 有 a、b、c,其中以 HbA1c 含量最多也最稳定,并且只与葡萄糖结合。因此,测定 HbA1c 最能反映血红蛋白与葡萄糖结合的程度。糖化血红蛋白在总血红蛋白中所占的比例可反映阶段性血糖水平,可代表采血前 120 天内任何一个时期包括采血当天的血糖值,但其中以前 2~3 个月为最佳反映时期。

HbA1c 测定方法:

离子交换层析(包括 HPLC 和电泳):基于血红蛋白 β 链 N 末端缬氨酸糖化后所带电荷不同而建立的。

亲和层析:采用硼化琼脂糖为载体,利用其与糖化血红蛋白残基中的葡萄糖特异结合的特性,达到分离测定目的。

免疫分析:依靠针对糖化血红蛋白 β 链 N 末端 4~8 个氨基酸的单克隆或多克隆抗体,结合比色或比浊方法,以糖化蛋白为标准,测定 HbA1c 的含量。

HbA1c 正常参考值（WHO）

正常参考值：≤6.5%

临界值：6.5%~7.5%

病理状态时≥7.5%

一般认为，糖尿病患者 HbA1c≤7%时，说明血糖水平控制较好。

第八节 血清果糖胺

血清果糖胺（fructosamine，FA）即糖化血清白蛋白，血清白蛋白经非酶促糖基化作用后形成果糖胺。因血清白蛋白的半减期（为 12 天）比血红蛋白短得多，因此果糖胺反映的是采血前 2~3 周的血糖控制状况。不能准确地反映糖化血红蛋白水平，因此，只有在不能进行糖化血红蛋白测定时才测定糖化血清蛋白。正常值为 1.7~2.8 毫摩尔 / 升。

第九节 抗胰岛素抗体

胰岛素和其他蛋白质一样具有抗原性，但因其分子量较小，抗原性较弱。病人在应用胰岛素治疗数个月后，体内可产生胰岛素抗体，使胰岛素生物活性下降，导致病人对胰岛素的依赖量逐渐增加。测定血清中抗胰岛素抗体的含量，用于监测糖尿病的疗效。

第十节 抗胰岛细胞抗体

胰岛素依赖型糖尿病（IDDM）是一种慢性自身免疫性疾病，

以胰腺 β 细胞进行性破坏和葡萄糖代谢紊乱为特征。在 IDDM 患者中,约 54% 其血中抗胰岛细胞抗体(ICA)阳性。临床上,ICA 主要用于胰岛素依赖型糖尿病和非依赖型糖尿病的鉴别诊断。在其他自身免疫性疾病的患者血清中,也可出现 ICA 抗体阳性。即 1 型糖尿病和 2 型糖尿病的鉴别。

热 点 问 答

❓ 尿糖测定有何临床意义?

答:尿糖检查是早期筛查糖尿病最简单的方法。尿糖一般是指尿液中葡萄糖而言,其来源于血液中的葡萄糖。正常人肾脏的肾糖阈值是 9~10 毫摩尔 / 升(160~180 毫克 / 分升)。一般情况下血糖浓度相对比较恒定,空腹血糖为 3.9~6.1 毫摩尔 / 升,进食后为 4.4~7.1 毫摩尔 / 升,由肾小球滤过的葡萄糖几乎全部可被肾小管重吸收,只有极微量部分由尿中排出,24 小时为 0.56~1.67 毫摩尔 / 升,浓度为 0.28~0.83 毫摩尔 / 升,用任何常规性检查不能测出。葡萄糖是否出现在尿中,一是要看血糖浓度,二是要看肾小管重吸收的能力,即肾糖阈值。

尿中是否出现葡萄糖取决于三个因素:①动脉血液中葡萄糖浓度;②每分钟流经肾小球的血浆量;③近端肾小球上皮细胞重吸收葡萄糖的能力,即肾糖阈。肾糖阈可随肾小球滤过率和肾小管葡萄糖重吸收率的变化而变化。当肾小球滤过率减低时,可导致"肾糖阈"提高;而肾小管重吸收率减少时,则可引起肾糖阈降低。葡萄糖尿除可因血糖浓度过高引起外,也可因肾小管重吸收能力降低引起,后者血糖可正常。

(1)生理性糖尿:生理性糖尿为一过性糖尿,是暂时性的,排除生理因素后恢复正常。

1）饮食性糖尿：短时间内使用大量糖所致，糖的同化存在着个体差异，但健康人一次进食葡萄糖200克以上即可产生糖尿。

2）应激性糖尿：又称一过性糖尿。原因是颅脑外伤、脑血管意外，情绪激动等情况下，延髓血糖中枢受刺激，导致肾上腺素、胰高血糖素大量释放，因而可出现暂时性高血糖和糖尿。

3）妊娠性糖尿：以妊娠中末期多见，由于肾小球滤过增加，肾小管的重吸收相对减少；另外，妊娠末期和哺乳期间可因乳腺产生乳糖过多而致乳糖尿。

（2）病理性糖尿

1）真性糖尿：真性糖尿是由于胰岛素绝对或相对不足，血糖浓度超过肾糖阈值而从尿中排出所致。尿糖检查不仅是筛查诊断糖尿病的重要依据，也是指导临床医生胰岛素使用量的依据之一，判断疗效的主要指标之一。但是如果并发肾小球硬化症，则肾小球滤过减少，肾糖阈升高，此时血糖虽已超过一般的肾糖阈值，尿糖却表现为阴性。但于进食后2小时由于负载增加，则可见血糖升高，尿糖阳性。对于此类糖尿病患者，不但需同时做空腹血糖、尿糖检查，进食后2小时尿糖检查，还需要进一步做糖耐量试验等检查，以明确诊断。

2）肾性糖尿：肾性糖尿是由于肾小管对葡萄糖的重吸收功能减退，肾糖阈减低而引起的糖尿。如家族性糖尿（先天性近曲小管重吸收功能缺陷），无明显症状。新生儿糖尿是因近曲小管功能尚未完善。以上应与真性糖尿病相区别，其鉴别要点为肾性糖尿时空腹血糖及糖耐量试验结果均正常。

3）其他糖尿：生长激素、甲状腺素、肾上腺素、皮质醇、胰高血糖素都可使血糖浓度上升而引起尿糖。①甲状腺功能亢进,甲状腺素分泌过多,使消化道肠壁的血流加速和糖的吸收增快,因而在饭后血糖增高,出现糖尿;②肢端肥大症,可因生长激素分泌旺盛而致血糖升高,出现糖尿;③嗜铬细胞瘤,可因肾上腺素和去甲肾上腺素大量分泌,致使磷酸化酶活性增强,促使肝糖原分解为葡萄糖,引起血糖升高而出现糖尿;④库欣综合征(Cushing's Syndrome)。可因皮质醇分泌增多,使糖原异生旺盛,抑制己糖激酶和对胰岛素作用,因而出现糖尿。此外,肝功能障碍时血糖升高也可见糖尿。

如何测定尿糖?

答:(1)定性检测:常用的方法有铜还原法和葡萄糖氧化酶试纸法。前者用斑氏试剂,是一种在碱性溶液中含有铜离子、柠檬酸钠的复合剂。原理是试剂与尿液共沸时,葡萄糖或其他还原性物质能使 Cu^{2+} 还原成为亚铜离子(Cu^+),形成黄色的氢氧化亚铜或红色的氧化亚铜。后者是将葡萄糖氧化酶试剂吸附于滤纸上制成试纸与标准色板比较,即可得出结果。

(2)定量检测:尿液葡萄糖的定量检测可采用血液葡萄糖测定的方法,以邻甲苯胺法最为方便、实用。

(3)糖类鉴定:在正常或某种疾病状态时,尿液中除葡萄糖外,尚可能出现其他糖类,如乳糖、果糖、戊糖等。斑氏试剂不能鉴定属何种糖类。此外,还受到其他还原性物质的干扰。葡萄糖氧化酶试纸法可将葡萄糖与其他还原性糖类相区别,因为半乳糖、戊糖和其他还原性糖与氧化酶试纸不发生反应。为了试验尿液中是否含有这些糖类;可以利用特殊的显色试剂或层析手段加以分离和鉴定。

比如果糖可利用 Scliwanoff 反应鉴定,其原理为果糖与溶于硫酸内的间苯二酚溶液加热后显红色沉淀反压。其他糖类不产

30

生显色反应。戊糖可利用 Bial 试验检测,其原理是戊糖与盐酸共热时,生成糖醛,后者与 5- 甲基间苯二酚反应形成绿色化合物。若溶液变成绿色,表示有戊糖存在。

测定血糖有何临床意义?

答:(1)生理性或暂时性高血糖:餐后 1~2 小时、注射葡萄糖或通过输液输入葡萄糖后、情绪紧张时,血糖会升高。

(2)生理性或暂时性低血糖:运动后和饥饿时、注射胰岛素后、妊娠、哺乳期和服降糖药后,血糖会降低。

(3)病理性高血糖

1)糖尿病:因为胰岛素分泌不足。空腹血糖≥7.0 毫摩尔 / 升或餐后血糖 2h 血糖≥11.1 毫摩尔 / 升诊断糖尿病;采用空腹血糖≥6.1~6.9 毫摩尔 / 升诊断空腹血糖受损。我们建议患者在空腹血糖达到 5.6 毫摩尔 / 升时行口服葡萄糖耐量试验(OGTT),以便早期发现和诊断糖尿病。

2)能使血糖升高的激素分泌增加:如垂体前叶功能亢进、肾上腺皮质功能亢进、甲亢、嗜铬细胞瘤等。

3)脑外伤、脑出血、脑膜炎等,由于使颅内压增高,刺激了血糖中枢,从而引起血糖升高,称应激性高血糖。

4)脱水:如呕吐、腹泻、发高烧等,引起血糖轻度增高(7.2~7.8 毫摩尔 / 升)。

5)麻醉、窒息、肺炎等急性传染病、癫痫、紫癜等疾病由于加速肝糖原分解,使血糖增高。

(4)病理性低血糖

1)胰岛素分泌过多:如胰岛 β 细胞瘤。

2)升高血糖激素分泌减少:如垂体功能减退、肾上腺功能减退和甲状腺功能减退。

3）血糖来源减少，肝糖原贮存不足：如长期营养不良、肝炎、肝坏死、肝癌、糖原累积病等。

糖耐量试验有何临床意义？

答：（1）正常值：空腹 3.9~6.1 毫摩尔 / 升，1 小时血糖上升达高峰 <11.1 毫摩尔 / 升，2 小时下降至 <7.8 毫摩尔 / 升，3 小时下降至空腹值。

（2）确诊糖尿病。空腹血糖≥7.0 毫摩尔 / 升或餐后血糖≥11.1 毫摩尔 / 升。

（3）了解血糖波动范围，分析糖尿病稳定程度。正常人空腹血糖波动范围为 3.9~6.1 毫摩尔 / 升，糖尿病患者空腹血糖与餐后 3 小时血糖值差越小越稳定，反之则不稳定。

口服葡萄糖耐量试验（OGTT）方法及注意事项？

答：（1）试验前每天碳水化合物摄入量不少于 150 克，有正常的体力活动至少 3 天。试验者如有感冒、胃肠炎等急性病时，要等病愈后再进行。

（2）试验开始前应禁食 8~10 小时（禁食时间不能再短或过长），可以饮水，但不可喝茶、咖啡或饮酒，保持情绪稳定。

（3）晨 7~9 时开始，受试者空腹（8~10 小时）后口服溶于 300 克水内的无水葡萄糖粉 75 克，如用 1 分子水葡萄糖则为 82.5 克。儿童则予每公斤体重 1.75 克，总量不超过 75 克。糖水在 5 分钟之内服完（若空腹血糖 >15.0 毫摩尔 / 升或 1 型糖尿病，有酮症倾向者以 100 克面粉馒头替代，10~15 分钟内吃完）。

（4）饮糖水或吃完馒头后 0.5 小时，1 小时，2 小时，3 小时。分别在前臂采血测血糖。

（5）试验过程中，受试者不可喝茶或喝咖啡，不可吸烟，不做剧烈运动,但也无须绝对卧床。

(6)对疑有反应性低血糖者,可检测服糖后4和5小时血糖。

(7)若在检查期间出现面色苍白、恶心、晕厥等症状时,要停止试验。若以上症状是在服糖后3~4小时出现,应考虑为反应性低血糖,要立刻取血测血糖,并让患者进食。

(8)已经确诊的糖尿病患者,不宜再作本试验。

(9)药物:许多药物可使葡萄糖耐量减低,故在试验前应停药,如烟酸、噻唑类利尿剂、水杨酸钠等至少停止3~4天,口服避孕药停一周,单胺氧化酶抑制剂应停一个月以上。

(10)血标本应尽早送检。

❓ 糖化血红蛋白有何临床意义?

答:血中葡萄糖与红细胞的血红蛋白相结合的产物,即红血球的血红蛋白中糖基化部分,称为糖化血红蛋白。正常人血红蛋白中的糖化血红蛋白约在7%以下。糖化血红蛋白的多少与血中葡萄糖的含量高低成正比关系,可以间接反映血糖浓度的改变,同时也反映了机体糖代谢的状态。糖化血红蛋白的临床意义主要体现在以下几点:

(1)长期以来,评价糖尿病长期控制水平一直是一个困难问题,对病情波动较大及注射胰岛素的患者尤其如此。一次血糖、尿糖的测定,只能反映抽血当时的血糖水平,称为时间点的血糖,并且血糖随进食和糖代谢的变化而有所改变,不能说明前一段较长时间病情的全貌。而糖化血红蛋白随血糖变化而变化,可以反映出病人在抽血化验前8~12周之内一段时间的血糖平均水平,称为时间段的血糖。

(2)糖化血红蛋白不仅可作为糖尿病的病情监测指标,亦可作为轻症、2型、"隐性"糖尿病的早期诊断指标。但不是诊断糖尿病的敏感指标,不能取代现行的糖耐量试验,可列为糖尿病的普查和健康检查的项目。

（3）正常人的糖化血红蛋白 <6.5%. 如果 >11.5% 时,说明患者存在着持续性高血糖,可以出现糖尿病肾病、动脉硬化、白内障等并发症。因此,临床经常以糖化血红蛋白作为监测指标来了解患者近阶段的血糖情况,以及估价糖尿病慢性并发症的发生与发展情况。

（4）对预防糖尿病孕妇的巨大胎儿、畸形胎、死胎,以及急、慢性并发症发生发展的监测具有重要意义。

（5）对于病因尚未明确的昏迷或正在输注葡萄糖(测血糖当然增高)抢救者,急查糖化血红蛋白具有鉴别诊断的价值。

（6）对于糖化血红蛋白增高特别明显的糖尿病患者,应警惕如酮症酸中毒等急性合并症的发生。

第七章　糖尿病的诊断与分型

第一节　糖尿病的诊断

一个人出现血糖水平异常升高时应考虑糖尿病。血糖水平通常在常规体检中进行检测。每年检测一次血糖水平对老年人尤其重要，因为糖尿病在老年中很常见。一个人可能患有糖尿病，尤其是 2 型糖尿病，而自己不知道。当一个人出现逐渐加重的口渴、多尿、饥饿、反复感染或任何糖尿病并发症时，医师也会检测血糖水平。

为了检测血糖水平，通常会在一个人空腹过夜状态下采集血样。然而，也可能在一个人进食后采样。进食后血糖水平有一定程度的升高是正常的，但不应该太高。

诊断糖尿病还可检测血中一种蛋白，血红蛋白 A1c（即糖化或糖基化血红蛋白）水平。这个检查对于那些血糖水平仅轻度升高的成年人确诊糖尿病最有价值。

另一种称作口服葡萄糖耐量试验的血液检查，在某些情况下可以采用，如怀疑一个孕妇患有妊娠糖尿病，或当老年人出现糖尿病症状而其空腹血糖水平正常时。然而，在诊断糖尿病时却不常规使用口服葡萄糖耐量实验。在这个试验中，患者先空腹采集血样，检测空腹血糖水平，然后再饮入含有标准剂量葡萄糖的特制溶液，2~3 小时后在采取血样检测血糖水平以确定血糖水平是否异常升高。

糖尿病的临床诊断依据静脉血浆血糖,而不是毛细血管血的血糖检测结果。

我国目前采用 WHO(1999 年)糖尿病诊断标准、糖代谢状态分类标准(表 1、表 2)和糖尿病的分型体系,空腹血浆葡萄糖或 75 克葡萄糖 OGTT 餐后 2 小时值可以单独用于流行病学调查或人群筛查。

表 1　糖代谢状态分类(WHO 1999)

糖代谢分类	静脉血浆葡萄糖(毫摩尔/升)	
	空腹血糖 (FPG)	糖负荷后 2 小时血糖 (2hPPG)
正常血糖(NGR)	<6.1	<7.8
空腹血糖受损(IFG)	6.1~<7.0	<7.8
糖耐量减低(IGT)	<7.0	≥7.8~<11.1
糖尿病(DM)	≥7.0	≥11.1

注:IFG 和 IGT 统称为糖调节受损(IGR,即糖尿病前期)。

表 2　糖尿病的诊断标准

诊断标准	静脉血浆葡萄糖水平 (毫摩尔/升)
(1)糖尿病症状(高血糖所导致的多饮、多食、多尿、体重下降、皮肤瘙痒、视力模糊等急性代谢紊乱表现)加随机血糖	≥11.1
(2)空腹血糖(FPG)	≥7.0
(3)葡萄糖负荷后 2 小时血糖	≥11.1
(4)无糖尿病症状者,需改日重复检查	

注:空腹状态指至少 8 小时没有进食热量;随机血糖指不考虑上次用餐时间,一天中任意时间的血糖。

第二节 糖尿病的分型

我国目前采用 WHO（1999 年）的糖尿病病因学分型体系。该分型体系和美国糖尿病协会（ADA）的糖尿病分型体系相同,分型的基础主要根据病因学证据。在这个分型体系中。糖尿病共分 4 大类,即 1 型糖尿病、2 型糖尿病、妊娠糖尿病和特殊类型的糖尿病。其中 1 型糖尿病、2 型糖尿病和妊娠糖尿病是临床的常见类型。1 型糖尿病病因和发病机制尚不清楚,其显著的病理生理学和病理学特征是由于自体免疫系统破坏,胰岛 β 细胞数量显著减少和消失所导致的胰岛素分泌显著下降或缺失。2 型糖尿病的病因和发病机制目前亦不明确,其显著的病理生理学特征为胰岛 β 细胞功能缺陷所导致的胰岛素分泌减少（或相对减少）和胰岛素抵抗,（通俗地说,就是细胞不再同胰岛素结合,使得进入细胞内部参与生成热量的葡萄糖减少,留血液中的葡萄糖增多）所导致的胰岛素在机体内调控葡萄糖代谢能力的下降或两者共同存在。妊娠糖尿病是在妊娠期间被诊断的糖尿病,不包括原有糖尿病者合并妊娠。妊娠期糖尿病与 2 型糖尿病相似,也是源于细胞的胰岛素抵抗,不过其胰岛素抵抗是由于妊娠期妇女分泌的激素（荷尔蒙）所导致的。特殊类型糖尿病是在不同水平上（从环境因素到遗传因素或两者间的相互作用）病因学相对明确的一些高血糖状态。这包括:β 细胞基因缺陷（β 细胞分泌胰岛素）;遗传性胰岛素抗拒;胰脏疾病;荷尔蒙失调;化学或药物所致。随着对糖尿病发病机制研究的深入,特殊类型糖尿病的种类会逐渐增加。

糖尿病的病因学见表 3。

第七章 糖尿病的诊断与分型

表3　糖尿病病因学分类（WHO，1999）

1型糖尿病	1. 免疫介导性
	2. 特发性
2型糖尿病	
	1. 胰岛β细胞功能遗传性缺陷 第12号染色体，肝细胞核因子-1α（HNF-1α）基因突变（MODY3） 第7号染色体，葡萄糖激酶（GCK）基因突变（MODY2） 第20号染色体，肝细胞核因子-4α（HNF-4α）基因突变（MODY1） 线粒体DNA 其他
	2. 胰岛素作用遗传性缺陷 A型胰岛素抵抗 矮妖精貌综合征（leprechaunism） Rabson-Mendenhall综合征 脂肪萎缩性糖尿病
其他特殊类 型糖尿病	其他
	3. 胰腺外分泌疾病：胰腺炎、创伤/胰腺切除术后、胰腺肿瘤、胰腺囊性纤维化、血色病、纤维钙化性胰腺病及其他
	4. 内分泌疾病：肢端肥大症、库欣综合征、胰高糖素瘤、嗜铬细胞瘤、甲状腺功能亢进症、生长抑素瘤、醛固酮瘤及其他
	5. 药物或化学品所致的糖尿病：Vacor（N-3吡啶甲基N-P硝基苯尿素）、喷他脒、烟酸、糖皮质激素、甲状腺激素、二氮嗪、β-肾上腺素能激动剂、噻嗪类利尿剂、苯妥英钠、α-干扰素及其他
	6. 感染：先天性风疹、巨细胞病毒感染及其他
	7. 不常见的免疫介导性糖尿病：僵人（stiff-man）综合征、胰岛素自身免疫综合征、胰岛素受体抗体及其他

38

续表

其他特殊类型糖尿病	8. 其他与糖尿病相关的遗传综合征:Down 综合征、Klinefelter 综合征、Turner 综合征、Wolfram 综合征、Friedreich 共济失调、Huntington 舞蹈病、Laurence-Moon-Beidel 综合征、强直性肌营养不良、卟啉病、Prader-Willi 综合征及其他
妊娠糖尿病	

第三节　如何鉴别 1 型和 2 型糖尿病

单用血糖水平不能区分 1 型还是 2 型糖尿病。即使是被视为 1 型糖尿病典型特征的酮症酸中毒,有时在 2 型糖尿病也会出现。在患者起病初期进行分类有时的确很困难。1 型糖尿病目前主要根据临床特征及相对特异的胰岛细胞自身免疫标记物来诊断。

年轻糖尿病患者的分类尤为困难,因为 1 型、2 型在青年人群中发病率相近。

尽管在欧洲 2 型糖尿病的发病年龄常在 50 岁以上,然而在太平洋岛屿的居民和其他一些高发种群,如南亚和东南亚人,20~30 岁年龄组发病的人数逐渐增加,而且目前同样的情形也出现于青少年前期儿童。

因此如果对诊断有任何不确定时,可先做一个临时性分类,用于指导治疗。然后依据对治疗的初始反应再重新评估和分型。

血清 C 肽和谷氨酸脱羧酶抗体(GAD)抗体及其他与 1 型糖尿病相关的自身免疫标记物如胰岛细胞抗体(ICA)的检测有助于鉴别诊断,但不能作为建立诊断的必要证据。

第四节　儿童和青少年 2 型糖尿病

2 型糖尿病近来在儿童和青少年、尤其在高发族群中的发病率迅速增加,已成为社会关注的问题。

尽管 1 型糖尿病儿童多见,但是儿童和青少年发生 2 型糖尿病的几率正在不断增加。国内目前尚无儿童和青少年 2 型糖尿病的全国性流行病学统计资料。大多数 2 型糖尿病患者起病隐匿,肥胖,有较强的 2 型糖尿病家族史。极少数为急性起病,表现为多饮、多尿、酮症而需要暂时性胰岛素治疗,在临床上应和 1 型糖尿病作鉴别(表 4、表 5)。

表 4　1 型糖尿病的临床特点

发病年龄通常小于 30 岁	起病迅速
中度至重度的临床症状	明显体重减轻
体型消瘦	常有酮尿或酮症酸中毒
空腹或餐后的血清 C 肽浓度明显降低或缺如	出现自身免疫标记:如谷氨酸脱羧酶(GAD)抗体,胰岛细胞抗体(ICA),人胰岛细胞抗原 2 抗体(IA-2A)等

表 5　青少年 1 型和 2 型糖尿病的鉴别要点

	1 型糖尿病	2 型糖尿病
起病	急性起病,症状明显	缓慢起病,症状不明显
临床特点	体重下降	肥胖
	多尿	较强的 2 型糖尿病家族史
	烦渴,多饮	有高发病率种群
		黑棘皮病
		多囊卵巢综合征

续表

	1 型糖尿病	2 型糖尿病
酮症	常见	通常没有
C 肽	低 / 缺乏	正常 / 升高
抗体		
	ICA 阳性	阴性
	GAD 阳性	阴性
	IA-2A 阳性	阴性
治疗	胰岛素	生活方式、口服降糖药或胰岛素
相关的自身免疫性疾病	并存几率高	并存几率低

热 点 问 答

❓ 如何及早发现糖尿病?

答:糖尿病是由于胰岛素分泌及(或)作用缺陷引起的以血糖升高为特征的代谢病,可分为 1 型、2 型、妊娠糖尿病及其他特殊类型 4 种。长期血糖控制不佳的糖尿病患者,可伴发各种器官,尤其是眼、心、血管、肾、神经损害或器官功能不全或衰竭,导致残疾或者早亡,对健康危害严重。糖尿病患者可能出现的症状包括:口渴和口干、多饮、多尿、多食、体重下降(上述症状就是常说的"三多一少")、疲倦和视力模糊。但有些 2 型糖尿病患者很少有症状或根本没有症状。糖尿病的诊断必须依靠血糖测定。符合以下任何一个条件的人,可以诊断为糖尿病:

有糖尿病症状者,同时任何时间血糖≥11.1 毫摩尔 / 升(200

毫克／分升）。或／和空腹血糖（FPG）≥7.0毫摩尔／升（126毫克／分升）。

口服葡萄糖耐量试验（OGTT）2小时血糖水平≥11.1毫摩尔／升（200毫克／分升）。

如何判断自己是否为糖尿病高危人群?

答:根据自己的情况,请核对以下问题,并在自己存在项目前面的"□"上打钩:

□ 年龄≥45岁。

□ 曾被告知是空腹血糖受损（IFG）者和（或）糖耐量低减者或糖耐量受损（IGT）。

□ 我的体重指数（BMI）值超过24。

□ 我的父母或兄弟姐妹有糖尿病。

□ 我在怀孕时有糖尿病,或至少生过一个出生体重4千克以上的婴儿。

□ 我的血压在140/90毫米汞柱或更高,或曾被医生告知我有高血压,或我有心血管病。

□ 我的高密度脂蛋白胆固醇偏低,和（或）我的甘油三酯偏高,曾被医生告知我有高甘油三酯血症。

□ 我一周运动不到3次。

如果在某个项目中打钩,说明患糖尿病的风险增加,是糖尿病的高危人群,应定期检查血糖水平,以尽早发现糖尿病。

第八章　糖尿病的治疗

糖尿病治疗包括饮食、运动(统称生活方式改善)、教育、血糖监测,还有对大多数人来说都需要的药物治疗及心理治疗。如果糖尿病患者严格控制血糖,并发症就不容易发生。糖尿病治疗的目的就是把血糖尽可能控制在合理范围。高血压和高胆固醇的治疗同样可以预防一些并发症的发生。每天服用小剂量的阿司匹林也很有帮助。糖尿病控制的近期目标是:通过控制高血糖和相关代谢紊乱,消除糖尿病症状和防止出现急性代谢并发症。远期目标是:通过良好的代谢控制达到预防慢性并发症的目的,提高糖尿病患者的生活质量和延长寿命。糖尿病患者可通过学习糖尿病知识,了解饮食和运动是如何影响他们的血糖水平,懂得如何避免并发症的发生。

第一节　1型糖尿病(T1DM)

T1DM治疗的首要目标为:使用个体化的方案达到最佳的血糖控制;避免严重低血糖、症状性高血糖及酮症(酸中毒)的发生;延缓糖尿病慢性并发症的发生;改善患者的生活质量;维持正常的生长与发育。医患双方应制定个体化的血糖控制目标;在避免低血糖的基础上,应使儿童和青春期患者HbA1c<7.5%;成人期HbA1c<7.0%。

1. 胰岛素治疗　由于胰岛素分泌绝对不足,T1DM患者需终生胰岛素替代治疗以维持生命。

胰岛素的种类和剂型：

（1）餐时胰岛素：包括速效胰岛素类似物和短效胰岛素。

1）速效胰岛素类似物：速效胰岛素类似物如门冬、赖脯和谷赖胰岛素等，具有特殊的结构特点，具有更快的吸收速度及更短的起效时间。

2）短效胰岛素：是目前儿童患者中应用最广的胰岛素制剂。与速效胰岛素类似物相比，短效胰岛素吸收入血的速度相对缓慢，必须在进餐前30~45分钟注射，以使胰岛素的吸收峰与餐后碳水化合物的吸收峰相吻合。

（2）基础胰岛素：包括中效胰岛素（NPH）和长效胰岛素及其类似物。

1）中效胰岛素（NPH）：NPH因在皮下吸收缓慢较短效胰岛素具有更长的作用时间。NPH一般需每天注射2次。由于NPH的吸收峰值出现在注射后5~7小时，为降低夜间低血糖发生风险，单用NPH时应尽量在睡前给药。

2）长效胰岛素及其类似物：长效胰岛素及其类似物包括动物长效胰岛素与长效胰岛素类似物。长效胰岛素类似物能够更好地模拟生理性基础胰岛素分泌，较中效胰岛素日间变异性更小，低血糖发生率更低。目前常用的长效人胰岛素类似物有甘精胰岛素和地特胰岛素。

2. 其他治疗　其他治疗方法包括胰腺和胰岛移植、干细胞治疗以及口服降糖药的联合使用等。胰岛移植主要适用于胰岛功能完全丧失的脆性糖尿病，常与肾联合移植。干细胞治疗糖尿病尚处于临床应用前的研究和观察阶段。推荐胰岛素联合口服降糖药常规用于T1DM的治疗；在部分胰岛素用量较大和肥胖的患者中联合二甲双胍或糖苷酶抑制剂可能有助于减少胰岛素用量。

医学营养治疗、运动治疗详见非药物治疗章节。

第二节 2 型糖尿病（T2DM）

2 型糖尿病患者常合并代谢综合征的一个或者多个组分，如高血压、血脂异常、肥胖症等。随着血糖、血压、血脂等水平的增高及体重增加，2 型糖尿病并发症的发生风险、发展速度以及其危害将显著增加。因此，应针对 2 型糖尿病患者采用科学、合理、基于循证医学的综合性治疗策略，包括降糖、降压、调脂、抗凝、控制体重和改善生活方式等治疗措施。其中降糖治疗又包括饮食控制、合理运动、血糖监测、糖尿病自我管理教育和应用降糖药物等综合性治疗措施。

2 型糖尿病理想的综合控制目标视患者的年龄、合并症、并发症等不同而异，详见表 6。治疗未能达标不应视为治疗失败，控制指标的任何改善对患者都将有益，将会降低相关危险因素引发并发症的风险，如 HbA1c 水平的降低与糖尿病患者微血管并发症及神经病变的减少密切相关。

HbA1c 是反映血糖控制水平的主要指标之一（糖化血红蛋白（HbA1c）与平均血糖水平的相关关系见表 7）。一般情况下，HbA1c 的控制目标应小于 7%。但血糖控制目标应个体化。病程较短、预期寿命较长、没有并发症、未合并心血管疾病的 2 型糖尿病患者在不发生低血糖的情况下，应使 HbA1c 水平尽可能接近正常水平。而儿童、老年人、有频发低血糖倾向、预期寿命较短以及合并心血管疾病或严重的急、慢性疾病等患者血糖控制目标宜适当放宽。但是应避免因过度放宽控制标准而出现急性高血糖症状或与其相关的并发症。在调整治疗方案时，可将 HbA1c≥7% 作为 2 型糖尿病患者启动临床治疗或需要调整治疗方案的重要判断标准。血糖控制应根据自我血糖监测的结果以及 HbA1c 水平综合判断。图 7 列举了 HbA1c 浓度与并发症风险之间的关系。

表 6 2 型糖尿病的控制目标

检测指标		目标值
血糖（毫摩尔 / 升）[a]	空腹	3.9~7.0
	非空腹	≤10.0
HbA1c（%）		<7.0
血压（毫米汞柱）		<130/80~140/90
H 分升 -C（毫摩尔 / 升）	男性	>1.0
	女性	>1.3
甘油三酯（毫摩尔 / 升）		<1.7
L 分升 -C（毫摩尔 / 升）	未合并冠心病	<2.6
	合并冠心病	<2.07
体重指数		<24
尿白蛋白 / 肌酐比值	男性	<2.5（22 毫克 / 克）
	女性	<3.5（31 毫克 / 克）
或：尿白蛋白排泄率		<20 微克 / 分钟
		（30 毫克 /24 小时）
主动有氧活动（分钟 / 周）		≥150

注：[a] 毛细血管血糖；1 毫米汞柱 =0.133 千帕；HbA1c：糖化血红蛋白；HDL-C：高密度脂蛋白胆固醇；LDL-C：低密度脂蛋白胆固醇。

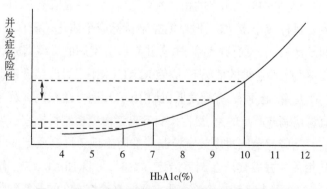

图 7 HbA1c 与 2 型糖尿病并发症发生风险的关系

注：HbA1c 从 10% 降低到 9%，对减低并发症发生风险的影响要大于从 7% 降低到 6%

表7　糖化血红蛋白（HbA1c）与平均血糖水平的相关关系

HbA1c（%）	平均血浆葡萄糖水平	
	毫克 / 分升	毫摩尔 / 升
6	126	7.0
7	154	8.6
8	183	10.2
9	212	11.8
10	240	13.4
11	269	14.9
12	298	16.5

注：1 毫摩尔 / 升 =18 毫克 / 分升。

控制策略和治疗路径：

2 型糖尿病是一种进展性的疾病，随着病程的进展，血糖有逐渐升高的趋势，控制高血糖的治疗强度也应随之加强，常需要多种治疗手段间的联合治疗。生活方式干预是 2 型糖尿病的基础治疗措施，应该贯穿于糖尿病治疗的始终。如果单纯生活方式不能使血糖控制达标，应开始药物治疗。2 型糖尿病药物治疗的首选药物是二甲双胍。如果没有禁忌证，二甲双胍应一直保留在糖尿病的治疗方案中。不适合二甲双胍治疗者可选择胰岛素促分泌剂或 α- 糖苷酶抑制剂。如单独使用二甲双胍治疗而血糖仍未达标，则可加用胰岛素促分泌剂或 α- 糖苷酶抑制剂（二线治疗）。不适合使用胰岛素促分泌剂或 α- 糖苷酶抑制剂者可选用噻唑烷二酮类噻唑烷二酮类药物（TZDs）或二肽基肽酶 -4（DPP-4）抑制剂。不适合二甲双胍者可采用其他口服药间的联合治疗。两种口服药联合治疗而血糖仍不达标者，可加用胰岛素治疗（每日 1 次基础胰岛素或每日 1~2 次预混胰岛素）

或采用3种口服药间的联合治疗。胰高血糖素样肽-1(GLP-1)受体激动剂可用于三线治疗。如基础胰岛素或预混胰岛素与口服药联合治疗控制血糖仍不达标，则应将治疗方案调整为多次胰岛素治疗(基础胰岛素加餐时胰岛素或每日3次预混胰岛素类似物)。

2型糖尿病高血糖治疗路径(详见图8),2型糖尿病降脂、降压、抗血小板标准治疗中的筛查和临床决策路径(详见图9)。是根据药物卫生经济学、疗效和安全性等方面的临床证据以及我国国情等因素权衡，依据循证医学制定的中国糖尿病诊治指南推荐的主要药物治疗路径，与国际上大部分糖尿病指南中建议的药物治疗路径相似。深灰路径为与浅灰路径相应的备选路径。

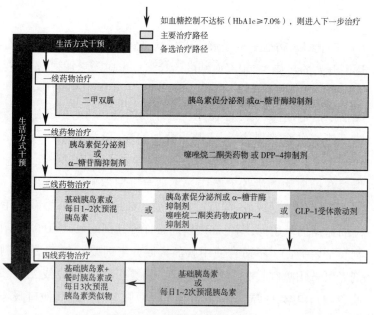

图8 2型糖尿病治疗路径图

注:HbA1c:糖化血红蛋白;DPP-4:二肽基肽酶-4;GLP-1:胰高血糖素样肽-1

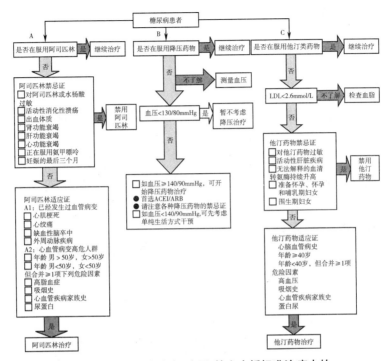

**图9　2型糖尿病降脂、降压、抗血小板标准治疗中的
筛查和临床决策路径图**

第三节　并　发　症

　　糖尿病并发症包括急性并发症和慢性并发症。急性并发症
是指糖尿病急性代谢紊乱,包括糖尿病酮症酸中毒、高糖高渗综
合征,以及在糖尿病降糖治疗过程中出现的乳酸性酸中毒及低
血糖昏迷。慢性并发症主要为大血管病变(心脏病、高血压、脑
血管意外及下肢血管病变)、微血管病变(糖尿病视网膜病变、糖
尿病肾病)和神经病变等。

49

一、急性并发症

（一）糖尿病酮症酸中毒（DKA）

DKA 是由于胰岛素不足和升糖激素不适当升高引起的糖、脂肪和蛋白代谢严重紊乱综合征,临床以高血糖、高血酮和代谢性酸中毒酸碱失衡及电解质紊乱为主要表现。

1 型糖尿病有发生 DKA 的倾向;2 型糖尿病亦可发生。常见的诱因有急性感染、胰岛素不适当减量或突然中断治疗、饮食不当、胃肠疾病、脑卒中、心肌梗死、创伤、手术、妊娠、分娩、精神刺激等。

1. 临床表现 DKA 分为轻度、中度和重度。轻度仅有酮症而无酸中毒(糖尿病酮症);中度除酮症外,还有轻至中度酸中毒(DKA);重度是指酸中毒伴意识障碍(DKA 昏迷),或虽无意识障碍,但二氧化碳结合力低于 10 毫摩尔 / 升。

主要表现有多尿、烦渴多饮和乏力症状加重。失代偿阶段出现食欲减退、恶心、呕吐,常伴头痛、烦躁、嗜睡等症状,呼吸深快,呼气中有烂苹果味(丙酮气味);病情进一步发展,出现严重失水现象,尿量减少、皮肤黏膜干燥、眼球下陷,脉快而弱,血压下降、四肢厥冷;到晚期,各种反射迟钝甚至消失,终至昏迷。

2. 检查 尿糖、尿酮体阳性或强阳性;血酮体增高,多在 4.8 毫摩尔 / 升以上。如有条件可测血酮,可早期发现酮症,预防酮症酸中毒;血糖升高,一般在 16.7~33.3 毫摩尔 / 升,超过 33.3 毫摩尔 / 升时多伴有高渗性高血糖状态或有肾功能障碍。血钾在治疗前高低不定,血尿素氮和肌酐轻中度升高,一般为肾前性肾功能不全。

3. 诊断 对昏迷、酸中毒、失水、休克的患者肾功能不全,要想到有 DKA 的可能性。如尿糖和酮体阳性伴血糖增高,血

pH 和(或)二氧化碳结合力降低,无论有无糖尿病病史,都可诊断为 DKA。

4. 治疗 治疗原则应尽快补液以恢复血容量、纠正失水状态、降低血糖、纠正电解质及酸碱平衡紊乱,同时寻找和去除诱因,防治并发症。对单有酮症者,仅需补充液体和胰岛素治疗,持续到酮体消失。DKA 应按以下方法积极治疗(DKA 治疗流程图见图 10)。

(1)胰岛素:一般采用小剂量胰岛素静脉滴注治疗方案,开始以 0.1 单位/(千克·小时),如在第一个小时内血糖下降不明显,且脱水已基本纠正,胰岛素剂量可加倍。每 1~2 小时测定血糖,根据血糖下降情况调整胰岛素用量。当血糖降至 13.9 毫摩尔/升时,胰岛素剂量减至 0.05~0.10 单位/(千克·小时)。

(2)补液:补液治疗能纠正失水,恢复肾灌注,有助于降低血糖和清除酮体。补液速度应先快后慢,并根据血压、心率、每小时尿量及周围循环状况决定输液量和输液速度。患者清醒后鼓励饮水。

(3)纠正电解质紊乱和酸中毒:在开始胰岛素及补液治疗后,患者的尿量正常,血钾低于 5.5 毫摩尔/升即可静脉补钾。治疗前已有低钾血症,尿量≥40 毫升/小时时,在胰岛素及补液治疗同时必须补钾。严重低钾血症(<3.3 毫摩尔/升)可危及生命,此时应立即补钾,当血钾升至 3.5 毫摩尔/升时,再开始胰岛素治疗,以免发生心律失常、心脏骤停和呼吸肌麻痹。血 pH 在 7.0 以下时,应考虑适当补碱,直到上升至 7.0 以上。

(4)去除诱因和治疗并发症:如休克、感染、心力衰竭和心律失常、脑水肿和肾衰竭等。

(5)对于儿童疑似 DKA 的治疗有其特殊性,应按治疗规程严格掌握。

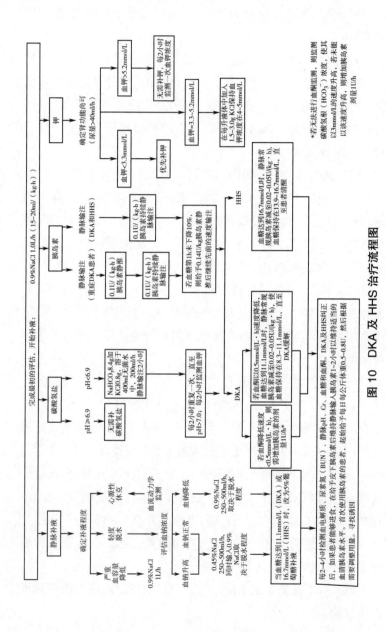

图 10 DKA 及 HHS 治疗流程图

（6）预防：保持良好的血糖控制，预防和及时治疗感染及其他诱因，加强糖尿病教育，增强糖尿病患者和家属对 DKA 的认识，是预防 DKA 的主要措施，并有利于本病的早期诊断和治疗。

（二）高血糖高渗透压综合征（HHS）

HHS 是糖尿病的严重急性并发症之一，临床以严重高血糖而无明显酮症酸中毒、血浆渗透压显著升高、脱水和意识障碍为特征。HHS 的发生率低于 DKA，且多见于老年 2 型糖尿病患者。

1. 临床表现 HHS 起病常常比较隐匿。典型的 HHS 主要有严重失水和神经系统两组症状体征。

2. 化验检查 尿比重较高。尿糖呈强阳性。尿酮阴性或弱阳性，常伴有蛋白尿和管型尿。血糖明显增高，多为 33.3~66.6 毫摩尔/升。血钠多升高，可达 155 毫摩尔/升以上。血浆渗透压显著增高是 HHS 的重要特征和诊断依据，一般在 350mOsm/L 以上。血尿素氮、肌酐和酮体常增高，多为肾前性。血酮正常或略高。

（三）诊断

HHS 的实验室诊断参考标准是：（1）血糖≥33.3 毫摩尔/升；（2）有效血浆渗透压≥320 摩斯摩尔（mosm/L)；（3）血清碳酸氢根≥15 毫摩尔/升，或动脉血 pH≥7.30；（4）尿糖呈强阳性，而尿酮阴性或为弱阳性。

（四）治疗

主要包括积极补液，纠正脱水；小剂量胰岛素静脉输注控制血糖、纠正水、电解质和酸碱失衡以及去除诱因和治疗并发症（详见图 10）。

（五）预后

HHS 的预后不良，死亡率为 DKA 的 10 倍以上，抢救失败的主要原因是高龄、严重感染、重度心力衰竭、肾衰竭、急性心肌梗死和脑梗死等。

糖尿病乳酸性酸中毒

主要是体内无氧酵解的糖代谢产物乳酸大量堆积,导致高乳酸血症,进一步出现血 pH 降低,即为乳酸性酸中毒。糖尿病合并乳酸性酸中毒的发生率较低,但死亡率很高。大多发生在伴有肝、肾功能不全或慢性心肺功能不全等缺氧性疾病患者,尤其见于服用苯乙双胍者。

1. 临床表现 疲乏无力,厌食、恶心或呕吐,呼吸深大,嗜睡等。大多数有服用双胍类药物史。

2. 实验室检查 明显酸中毒,但血、尿酮体不升高,血乳酸水平升高。

3. 治疗 应积极抢救。治疗包括补液,扩容,纠正脱水和休克。补碱应尽早且充分。必要时透析治疗,去除诱发因素。

4. 预防 严格掌握双胍类药物的适应证,尤其是苯乙双胍,对伴有肝、肾功能不全,慢性缺氧性心肺疾病及一般情况差的患者忌用双胍类降糖药。二甲双胍引起乳酸性酸中毒的发生率大大低于苯乙双胍,因此建议需用双胍类药物治疗的患者尽可能选用二甲双胍。使用双胍类药物患者在遇到危重急症时,应暂停用药,改用胰岛素治疗。

二、低血糖

糖尿病低血糖是指糖尿病患者在药物治疗过程中发生的血糖过低现象,可导致患者不适甚至生命危险,也是血糖达标的主要障碍,应该引起特别注意和重视。

1. 低血糖的诊断标准 对非糖尿病患者来说,低血糖症的诊断标准为血糖 <2.8 毫摩尔 / 升。而接受药物治疗的糖尿病患者只要血糖水平≤3.9 毫摩尔 / 升就属低血糖范畴。糖尿病患者常伴有自主神经功能障碍,影响机体对低血糖的反馈调节

能力,增加了发生严重低血糖的风险。同时,低血糖也可能诱发或加重患者自主神经功能障碍,形成恶性循环。

2. 可引起低血糖的降糖药物 胰岛素、磺脲类和非磺脲类胰岛素促泌剂以及 GLP-1 受体激动剂均可引起低血糖。其他种类的降糖药如二甲双胍类、阿卡波糖类引起的低血糖少见,单独使用时一般不会导致低血糖,但其他降糖药与上述药物合用也可增加低血糖的发生风险。

3. 低血糖的临床表现 与血糖水平以及血糖的下降速度有关,可表现为交感神经兴奋(如心悸、焦虑、出汗、饥饿感等)和中枢神经症状(如神志改变、认知障碍、抽搐和昏迷)。但是老年患者发生低血糖时常可表现为行为异常或其他非典型症状。夜间低血糖常因难以发现而得不到及时处理。有些患者屡发低血糖后,可表现为无先兆症状的低血糖昏迷。

严格的血糖控制会增加低血糖的风险。因而对糖尿病患者需要制定个体化的血糖控制目标。

4. 低血糖分类

(1)严重低血糖:需要旁人帮助,常有意识障碍,低血糖纠正后神经系统症状明显改善或消失。

(2)症状性低血糖:血糖≤3.9 毫摩尔 / 升,且有低血糖症状。

(3)无症状性低血糖:血糖≤3.9 毫摩尔 / 升,但无低血糖症状。此外,部分患者出现低血糖症状,但没有检测血糖(称可疑症状性低血糖),也应该及时处理。

5. 低血糖的治疗 糖尿病患者应常规备用碳水化合物类食品,以便及时食用。糖尿病患者血糖≤3.9 毫摩尔 / 升,即需要补充葡萄糖或含糖食物。严重的低血糖需要根据患者的意识和血糖情况给予相应的治疗和监护见图 11。

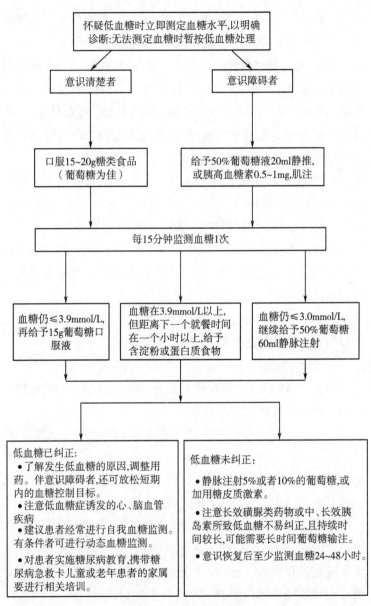

图 11 低血糖诊治流程

6. 低血糖的可能诱因和预防对策

（1）胰岛素或胰岛素促分泌剂：应从小剂量开始，逐渐增加剂量，谨慎地调整剂量。

（2）未按时进食，或进食过少：患者应定时定量进餐，如果进餐量减少应相应减少降糖药物剂量，有可能误餐时应提前做好准备。

（3）运动量增加：运动前应增加额外的碳水化合物摄入。

（4）酒精摄入，尤其是空腹饮酒：酒精能直接导致低血糖，应避免酗酒和空腹饮酒。

（5）反复发生低血糖：应调整糖尿病的治疗方案或适当调高血糖控制目标。

三、慢性并发症

（一）糖尿病肾病变

糖尿病肾病是导致肾功能衰竭的常见原因。早期糖尿病肾病的特征是尿中白蛋白排泄轻度增加（微量白蛋白尿），逐步进展至大量白蛋白尿和血清肌酐水平上升，最终发生肾衰竭，需要透析或肾移植。肾功能的逐渐减退和发生心血管疾病的风险增高显著相关。因此，微量白蛋白尿与严重的肾病变一样，都应视为肾衰竭和心血管疾病的危险因素。在糖尿病肾病的早期阶段通过严格控制血糖和血压，可防止或延缓糖尿病肾病的发展。

1. 诊断和筛查

（1）糖尿病肾病的诊断：1 型糖尿病所致肾损害分为 5 期，2 型糖尿病导致的肾损害也参考该分期。Ⅰ期：肾小球高滤过，肾体积增大；Ⅱ期：间断微量白蛋白尿，患者休息时尿白蛋白排泄率（UAE）正常（<20 微克／分钟或 <30 毫克／天），病理检查

可发现肾小球基底膜轻度增厚及系膜基质轻度增宽；Ⅲ期：早期糖尿病肾病期，以持续性微量白蛋白尿为标志，尿白蛋白排泄率（UAE）为 20~200 微克 / 分钟或 30~300 毫克 /24 小时，病理检查 GBM 增厚及系膜基质增宽明显，小动脉壁出现玻璃样变；Ⅳ期：临床糖尿病肾病期，显性白蛋白尿，部分可表现为肾病综合征，病理检查肾小球病变更重，部分肾小球硬化，灶状肾小管萎缩及间质纤维化；Ⅴ期：肾衰竭期。也称为终末期肾脏病（ESRD），即肾功能不全出现尿毒症。糖尿病肾病为慢性肾病变的一种重要类型，对糖尿病肾病应计算肾小球滤过率（GFR），采用肾病膳食改良试验（MDRD）或 Cockcroft-Gault（C-G）公式进行估算。

在诊断时要排除非糖尿病性肾病。以下情况应考虑非糖尿病肾病：无糖尿病病史或糖尿病病程较短；单纯肾源性血尿或蛋白尿伴血尿；短期内肾功能迅速恶化；不伴视网膜病变；突然出现水肿和大量蛋白尿而肾功能正常；显著肾小管功能减退；合并明显的异常管型。鉴别困难时可以通过肾穿刺病理检查进行鉴别。

（2）筛查：糖尿病患者在确诊糖尿病后每年都应做肾病变的筛检。最基本的检查是尿常规，检测有无尿蛋白。这种方式有助于发现明显的蛋白尿（以及其他一些非糖尿病性肾病），但是会遗漏微量白蛋白尿。

检测尿液微量白蛋白最简单的方法是测定尿中白蛋白与肌酐的比值，只需单次尿标本即可检测。如结果异常，则应在 3 个月内重复检测以明确诊断。

应每年检测血清肌酐浓度，并计算肾小球滤过率（GFR）。

确诊糖尿病肾病前必须除外其他肾疾病，必要时需做肾穿刺病理检查。

2. 治疗

（1）改变生活方式：如合理控制体重、糖尿病饮食、戒烟及适当运动等。

（2）低蛋白饮食：临床糖尿病肾病期时应实施低蛋白饮食治疗，肾功能正常的患者饮食蛋白入量为 0.8 克 /（千克·天）；在肾小球滤过率（GFR）下降后，饮食蛋白入量为 0.6~0.8 克 /（千克·天），蛋白质来源应以优质动物蛋白为主。如蛋白摄入量≤0.6 克 /（千克·天），应适当补充复方 α- 酮酸制剂。

（3）控制血糖：肾功能不全的患者可以优先选择从肾排泄较少的降糖药，严重肾功能不全患者应采用胰岛素治疗，宜选用短效胰岛素，以减少低血糖的发生。

（4）控制血压：大于 18 岁的非妊娠患者血压应控制在 130/80 毫米汞柱以下。降压药首选 ACEI 或 ARB，血压控制不佳者可加用其他降压药物。

（5）纠正血脂紊乱：见有关分册章节。

（6）控制蛋白尿：自肾病变早期阶段 （微量白蛋白尿期），不论有无高血压，首选肾素 - 血管紧张素系统抑制剂（ACEI 或 ARB 类药物）减少尿白蛋白。因该类药物可导致短期肾小球滤过率（GFR）下降，在开始使用这些药物的前 1~2 周内应检测血清肌酐和血钾浓度。不推荐在血肌酐 >0.1 毫摩尔 / 升的肾病患者应用肾素血管紧张素系统（RAS）抑制剂。

（7）透析治疗和肾移植：对糖尿病肾病肾衰竭者需透析或移植治疗，并且糖尿病肾病开始透析要早。一般肾小球滤过率（GFR）降至 15~20 毫升 / 分钟或血清肌酐水平超过 0.27 毫摩尔 / 升时应积极准备透析治疗，透析方式包括腹膜透析和血液透析。有条件的糖尿病患者可行肾移植或胰 - 肾联合移植。

（二）糖尿病视网膜病变和失明

糖尿病视网膜病变的主要危险因素包括糖尿病病程、血糖控制不良、高血压及血脂紊乱，其他危险因素还包括妊娠和糖尿病肾病等。2 型糖尿病患者也是发生其他眼部疾病的高危人群，这些眼病包括白内障、青光眼、视网膜血管阻塞及缺血性视神经病变等。

1. 分级

（1）糖尿病视网膜病变依据散瞳下检眼镜可观察到的指标来分级见表 8。

（2）糖尿病黄斑水肿：依据病变程度分为 2 类：无明显或有明显的糖尿病黄斑水肿。如果存在糖尿病黄斑水肿，可再分为轻、中和重度 3 级。对视网膜增厚需行三维检查，在散瞳下裂隙灯活体显微镜检查或眼底立体照相见表 9。

表 8　糖尿病性视网膜病变的国际临床分级标准（2002 年）

病变严重程度	散瞳眼底检查所见
无明显视网膜病变	无异常
非增殖期（NPDR）轻度	仅有微动脉瘤
非增殖期（NPDR）中度	微动脉瘤，存在轻于重度 NPDR 的表现
非增殖期（NPDR）重度	出现下列任何一个改变，但无增殖性视网膜病变（PDR）表现。 1. 任一象限中有多于 20 处视网膜内出血 2. 在两个以上象限有静脉串珠样改变 3. 在一个以上象限有显著的视网膜内微血管异常
增殖期（PDR）	出现以下一种或多种改变 新生血管形成、玻璃体积血或视网膜前出血

注：NPDR：非增殖期糖尿病视网膜病变，non-proliferative diabetic retinopathy

表9 糖尿病黄斑水肿分级（2002 年）

病变严重程度	眼底检查所见
无明显糖尿病黄斑水肿	后极部无明显视网膜增厚或硬性渗出
有明显糖尿病黄斑水肿	后极部有明显视网膜增厚或硬性渗出
轻度	后极部存在部分视网膜增厚或硬性渗出，但远离黄斑中心
中度	视网膜增厚或硬性渗出接近黄斑但未涉及黄斑中心
重度	视网膜增厚或硬性渗出涉及黄斑中心

2. 糖尿病眼底病变的筛查、随诊和治疗　患者一经确诊为糖尿病，医师就应告知患者糖尿病可能会造成视网膜损害以及首次接受眼科检查和随诊的时间（表 10）。临床随访期间，主要观察指标包括全身指标和眼部指标，全身指标有糖尿病病程、血糖（含 HbA1c）、血脂、血压、肥胖、肾病及用药史等；眼部指标有视力、眼压、房角、眼底（微血管瘤、视网膜内出血、硬性渗出、棉绒斑、视网膜内微血管异常、静脉串珠、新生血管、玻璃体积血、视网膜前出血、纤维增生等）等。

表10 糖尿病患者接受眼科检查的首诊和随诊时间建议

糖尿病类型	首次检查时间	随诊时间
1 型	发病 3 年后	每年 1 次
2 型	确诊时	每年 1 次
妊娠糖尿病	妊娠前或妊娠初 3 个月	非增殖性糖尿病视网膜病变（NPDR）中度：每 3~12 个月 非增殖性糖尿病视网膜病变（NPDR）重度：每 1~3 个月

（1）正常眼底和极轻度非增殖期糖尿病视网膜病变：眼底正常的糖尿病患者，每年有 5%~10% 的人会出现视网膜病变，因此，对于检眼镜检查正常或仅有极轻度非增殖期糖尿病视网膜病变（仅有几个微血管瘤）的糖尿病患者，应每年复查 1 次。

（2）轻度和中度非增殖期糖尿病视网膜病变：这部分患者除了微血管瘤，还会出现硬性渗出和出血斑，但程度比重度非增殖期糖尿病视网膜病变轻。对于此类患者，如果没有出现有临床意义的黄斑水肿的症状和体征（如视物变形、明显的视力下降），应在 6~12 个月内复查。此期可进行彩色眼底照相作为将来对比时的资料。一旦出现黄斑水肿（特别是有临床意义者），需行彩色眼底照相、荧光造影和光学相干断层扫描检查。根据早期治疗糖尿病视网膜病变研究（ETDRS）的结果，有临床意义的黄斑水肿定义为具有下列各项的任何一项：①黄斑中心凹 500μm 内视网膜增厚；②黄斑中心凹 500μm 内出现硬性渗出，并且与邻近的视网膜增厚相关；③一处或多处≥1 个视乳头直径的视网膜增厚，且距离黄斑中心凹 <1 个视乳头直径。

（3）重度非增殖期糖尿病视网膜病变：此型发展为增殖期糖尿病视网膜病变的危险性很高，约半数患者会在 1 年内发展为增殖期糖尿病视网膜病变。因此，应当每 2~4 个月进行复查，检查时强调荧光造影，以确定无灌注区和检眼镜下无法看到的新生血管。对于重度非增殖期糖尿病视网膜病变的 2 型糖尿病患者，早期接受全视网膜光凝的效果要好于 1 型糖尿病患者。糖尿病性视网膜病变研究中，提出了高危增殖期糖尿病视网膜病变的概念，其特征包括：①距视乳头 1 个视乳头直径范围内有新生血管，面积 >1/3 个视乳头②玻璃体积血或视网膜前出血，并伴有范围不广泛的视乳头或视网膜其他部位新生血管，面积≥1/2 个视乳头，见图 12。

当重度非增殖期糖尿病视网膜病变患者的视网膜病变接近高危增殖期糖尿病视网膜病变时,应立即行全视网膜光凝。光凝完成后应每隔 2~4 个月随诊 1 次。但是,如果患者存在有临床意义的黄斑水肿,应该先采用局部或格栅样光凝治疗黄斑水肿,然后再进行全视网膜光凝,以避免全视网膜光凝加重黄斑水肿,导致视力进一步下降;对于伴有牵拉的有临床意义的黄斑水肿,可实施玻璃体切割手术。

（4）增殖期糖尿病视网膜病变:糖尿病视网膜病变患者一旦进入此期,如屈光间质条件允许(白内障、玻璃体积血没有明显影响眼底观察)应立即行全视网膜光凝。如前所述,如存在黄斑水肿应该先采用局部或者格栅样光凝治疗黄斑水肿,然后再进行全视网膜光凝,或者全视网膜光凝与局部光凝治疗同时进行,以避免全视网膜光凝加重黄斑水肿。

增殖期糖尿病视网膜病变患者如果玻璃体积血不吸收、视网膜前出现纤维增殖甚至导致牵拉性视网膜脱离,应行玻璃体切割手术。此外,对于新生血管活跃(如出现虹膜红变)的患者,应联合使用抗血管内皮生长因子的单克隆抗体。

糖尿病视网膜病变引起的黄斑水肿,分为弥漫型和局部型2 类。一般而言,局部型黄斑水肿主要是由于微动脉瘤和扩张的视网膜毛细血管的局部渗漏造成,可以采用微动脉瘤的直接光凝;一旦出现弥漫型黄斑水肿,需要考虑黄斑区的格栅样光凝,并在 2~4 个月内进行复查。

（三）糖尿病神经病变

1. 分型

（1）糖尿病周围神经病变:根据不同的临床表现分为 4 型,最常见的分型如下:

1）远端对称性多发性神经病变:是糖尿病周围神经病变最

常见的类型。

2）局灶性单神经病变：或称为单神经病变，可累及单颅神经或脊神经。

3）非对称性的多发局灶性神经病变：同时累及多个单神经的神经病变称为多灶性单神经病变（或非对称性多神经病变）。

4）多发神经根病变：最常见为腰段多发神经根病变，主要为 L2~4 等高腰段的神经根病变引起的一系列症状。

（2）糖尿病自主神经病变：是糖尿病常见的并发症，其可累及心血管、消化、呼吸、泌尿生殖等系统。

2. 诊断

（1）糖尿病远端对称性多发性神经病变：明确的糖尿病病史；在诊断糖尿病时或之后出现的神经病变；临床症状和体征与糖尿病周围神经病变的表现相符；以下 4 项检查中如果任 1 项异常则诊断为糖尿病周围神经病变：

1）踝反射异常（或踝反射正常，膝反射异常）。

2）针刺痛觉异常。

3）振动觉异常。

4）压力觉异常。

需排除其他病因引起的神经病变，如颈腰椎病变（神经根压迫、椎管狭窄、颈腰椎退行性变）、脑梗死、吉兰 - 巴雷综合征，排除严重动静脉血管性病变（静脉栓塞、淋巴管炎）等，尚需鉴别药物尤其是化疗药物引起的神经毒性作用以及肾功能不全引起的代谢毒物对神经的损伤。如根据以上检查仍不能确诊，需要进行鉴别诊断的患者，可做神经肌电图检查。图 13 为糖尿病远端对称性多发性神经病变的临床实用筛查和诊断流程。

（2）糖尿病自主神经病变

1）糖尿病性心脏自主神经病变：目前尚无统一诊断标准，

检查项目包括心率变异性、Valsalva 试验（最长 R-R 间期与最短之比）、握拳试验（持续握拳 3 分钟后测血压）、体位性血压变化测定、24h 动态血压监测、频谱分析等。

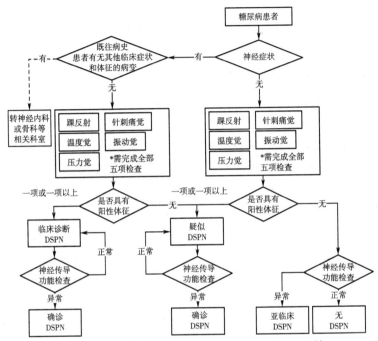

图 13 糖尿病远端对称性多发性神经病变（DSPN）的临床实用筛查和诊断流程图

2）其他糖尿病自主神经病变：目前尚无统一诊断标准，主要根据相应临床症状和特点及功能检查进行临床诊断，多为排他性诊断。

3. 管理和治疗

（1）治疗

1）对因治疗：①血糖控制：积极严格地控制高血糖并保持血糖稳定是预防和治疗糖尿病周围神经病变的最重要措施。

②神经修复:糖尿病周围神经病变的神经损伤通常伴有节段性脱髓鞘和轴突变性,其修复往往是一个漫长的过程。主要通过增强神经细胞内核酸、蛋白质以及磷脂的合成,刺激轴突再生、促进神经修复。常用药如甲钴胺等。③抗氧化应激:通过抑制脂质过氧化,增加神经营养血管的血流量,增加神经 Na^+-K^+-ATP 酶活性,保护血管内皮功能。常用药如 α- 硫辛酸等。④改善微循环:提高神经细胞的血供及氧供。常用药如前列腺素类似物(前列腺素 E1 和贝前列素钠)、西洛他唑、己酮可可碱、山莨菪碱、钙拮抗剂和活血化瘀类中药等。⑤改善代谢紊乱:通过可逆性抑制醛糖还原酶而发挥作用。如醛糖还原酶抑制剂依帕司他等。⑥其他:如神经营养,包括神经营养因子、肌醇、神经节苷酯和亚麻酸等。

2)对症治疗:通常采用以下顺序治疗糖尿病周围神经病变患者的疼痛症状:甲钴胺和 α- 硫辛酸、传统抗惊厥药(丙戊酸钠和卡马西平等)、新一代抗惊厥药(普瑞巴林和加巴喷丁等)、度洛西汀、三环类抗忧郁药物(阿米替林、丙米嗪和新选择性 5-羟色胺再摄取抑制剂西酞普兰等)。

(2)管理与预防

1)一般治疗:良好控制血糖,纠正血脂异常,控制高血压。

2)定期进行筛查及病情评价:全部患者应在诊断为糖尿病后至少每年筛查一次糖尿病周围神经病变;对于糖尿病病程较长,或合并有眼底病变、肾病等微血管并发症的患者,应该每隔3~6 个月进行复查。

3)加强足部护理:罹患周围神经病变的患者都应接受足部护理的教育,以降低发生足部溃疡的几率。

(四)糖尿病足

糖尿病足是糖尿病最严重的和治疗费用最高的慢性并发症

之一,严重者可以导致截肢。糖尿病患者下肢截肢的相对危险性是非糖尿病患者的 40 倍。大约 85% 的截肢是由于足溃疡引发的,15% 左右的糖尿病患者会在其一生中发生足溃疡。预防和治疗足溃疡可以明显降低截肢率。

糖尿病足的基本发病因素是神经病变、血管病变和感染。这些因素共同作用可导致组织的溃疡和坏疽(详见图 14)。

神经病变可有多种表现,但与糖尿病足发生有关的最重要的神经病变是感觉减退的末梢神经病。由于感觉缺乏,使得糖尿病患者失去了足的自我保护作用,足容易受到损伤。糖尿病自主神经病变所造成的皮肤干燥、开裂和局部的动静脉短路也可以促使或加重糖尿病足的发生发展。

周围动脉病变是造成糖尿病足的另外一个重要因素。有严重周围动脉病变的患者可以出现间歇性跛行的典型症状。但更多的合并严重周围动脉病变的患者可以无此症状而发生足溃疡,或在缺乏感觉的足受到损伤以后,缺血性病变更加重了足病变。对于有严重的周围动脉病变的患者,在采取措施改善周围供血之前,足溃疡难以好转。

糖尿病足溃疡的患者容易合并感染。感染又是加重糖尿病足溃疡甚至是导致患者截肢的因素。糖尿病足溃疡合并的感染,大多是革兰阳性菌和阴性菌甚至合并有厌氧菌的混合感染。

1. 糖尿病足的筛查　可以通过以下检查来了解患者有否由于周围神经病变而造成的感觉缺失:10 克的尼龙丝检查、128Hz 的音叉检查震动觉、用针检查两点辨别感觉、用棉花絮检查轻触觉、足跟反射。

下肢动脉病变的检查可以通过触诊足背动脉和胫后动脉的搏动,如足背动脉、胫后动脉搏动明显减弱时,则需要检查腘动脉、股动脉搏动。采用多普勒超声检查踝动脉与肱动脉的比值（ABI≤0.9 提示有明显的缺血；踝肱指数（ABI）>1.3 也属于异常，提示动脉有钙化）。必要时可进行经皮氧分压（transcutaneous oxygen tension，TcPO$_2$）、血管超声、血管造影或 CT、核磁血管造影检查。

2. 糖尿病足溃疡的治疗　首先要鉴别溃疡的性质，神经性溃疡常见于反复受压的部位，如跖骨头的足底面、胼胝的中央，常伴有感觉的缺失或异常，而局部供血是好的。缺血性溃疡多见于足背外侧、足趾尖部或足跟部，局部感觉正常，但皮肤温度低、足背动脉和（或）胫后动脉明显减弱或不能触及。

（1）对于神经性溃疡，主要是减压，特别要注意患者的鞋袜是否合适。

（2）对于缺血性溃疡，则要重视解决下肢缺血，轻中度缺血的患者可以实行内科治疗。病变严重的患者可以接受介入治疗或血管外科成形手术。

（3）对于合并感染的足溃疡，定期去除感染和坏死组织。只要患者局部供血良好，对于感染的溃疡，必须进行彻底清创。根据创面的性质和渗出物的多少，选用合适的敷料。在细菌培养的基础上选择有效的抗生素进行治疗。

（4）转诊或会诊：非糖尿病足病专业的医务人员，应掌握是何种糖尿病足需要及时转诊或会诊。

一旦出现以下情况，应该及时转诊给糖尿病足病专科或请相关专科会诊：皮肤颜色的急剧变化、局部疼痛加剧并有红肿等炎症表现、新发生的溃疡、原有的浅表溃疡恶化并累及软组织和（或）骨组织、播散性的蜂窝织炎、全身感染征象、骨髓炎等。及时转诊或会诊有助于降低截肢率和减少医疗费用。

3. 糖尿病足的预防　糖尿病足治疗困难，但预防则十分有效。应对所有的糖尿病患者足部进行定期检查,包括足有否畸形、胼胝、溃疡、皮肤颜色变化;足背动脉和胫后动脉搏动、皮肤温度以及有否感觉异常等。如果患者足部动脉搏动正常,尼龙丝触觉正常,没有足畸形以及没有明显的糖尿病慢性并发症,这类患者属于无足病危险因素的患者,可进行一般的糖尿病足病预防教育。

预防糖尿病足的关键点在于:

(1)定期检查患者是否存在糖尿病足的危险因素。

(2)识别出这些危险因素。

(3)教育患者及其家属和有关医务人员进行足的保护。

(4)穿着合适的鞋袜。

(5)去除和纠正容易引起溃疡的因素。

对于有足病危险因素的糖尿病患者,应该有糖尿病足病专业人员进行教育与管理,尽可能地降低糖尿病足发病危险。

对于有危险因素的患者,应该对其患者本人及其家属给予下列教育:每天检查双足,特别是足趾间;有时需要有经验的他人来帮助检查足;定期洗脚,用干布擦干,尤其是擦干足趾间;洗脚时的水温要合适,低于 37℃;不宜用热水袋、电热器等物品直接保暖足部;避免赤足行走;避免自行修剪胼胝或用化学制剂来处理胼胝或趾甲;穿鞋前先检查鞋内有否异物或异常;不穿过紧的或毛边的袜子或鞋;足部皮肤干燥可以使用油膏类护肤品;每天换袜子;不穿高过膝盖的袜子;水平地剪趾甲(用平头指甲钳);由专业人员修除胼胝或过度角化的组织;一旦有问题,及时找到专科医师或护士诊治。

不合适的鞋袜可以引起足溃疡。让患者学会选择合适的鞋袜。这类鞋子鞋内应该是有足够的空间,透气良好,鞋底较厚硬而鞋内较柔软,能够使足底压力分布更合理。

四、糖尿病下肢血管病变

下肢血管病变主要是指下肢动脉病变,虽然不是糖尿病的特异性并发症,但糖尿病患者发生下肢动脉病变的风险较非糖尿病患者明显增加,使下肢血管病变的发病年龄更早、病情更严重、病变更广泛、预后更差。下肢动脉病变是外周动脉疾病的一个组成成分,表现为下肢动脉的狭窄或闭塞。

下肢动脉病变与冠状动脉疾病和心脑血管疾病等动脉血栓性疾病在病理机制上有共性,如内皮功能的损害、氧化应激等。因此在临床上这几种病变常同时存在,故下肢动脉病变对冠状动脉疾病和心脑血管疾病有提示价值。下肢动脉病变对机体的危害除了导致下肢缺血性溃疡和截肢外,更重要的是这些患者心血管事件风险明显增加和更高的死亡率。下肢动脉病变患者的主要死亡原因是心血管事件,在确诊 1 年后心血管事件发生率达 21.14%,与已发生心脑血管病变者再次发作风险相当。另外,ABI(踝肱指数)越低,预后越差,下肢多支血管受累者较单支血管受累者预后更差。

下肢动脉病变患者中只有 10%~20% 有间歇性跛行的表现,大多数无症状,在 50 岁以上的人群中对下肢动脉病变的知晓率只有16.6%~33.9%,远低于冠心病和卒中。由于对下肢动脉病变的认识不足,导致治疗不充分,治疗力度显著低于冠状动脉疾病患者。这直接影响其预防性治疗,应加强外周动脉疾病的筛查和早期治疗。

(一)筛查

50 岁以上,运动时出现下肢不适症状或运动功能下降,下肢血管检查异常和需要进行心血管危险因素评估的糖尿病患者,均应该进行下肢血管评估以明确有无下肢动脉病变。具体筛查路径见图 15。

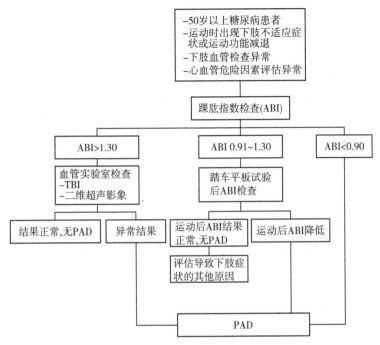

图 15　周围动脉疾病筛查路径示意图

注:TBI(toe brachial index):趾肱指数;PAD(peripheral arterial disease):周围动脉疾病

(二)诊断

1. 如果患者静息 ABI≤0.90,无论患者有无下肢不适的症状,可诊断周围动脉疾病(PAD);

2. 运动时出现下肢不适且静息踝肱指数(ABI)≥0.90 的患者,如踏车平板试验后踝肱指数(ABI)下降 15%~20%,可诊断周围动脉疾病(PAD);

3. 如果患者静息 ABI<0.40 或踝动脉压 <50 毫米汞柱或趾动脉压 <30 毫米汞柱,可诊断为严重肢体缺血(critical legischemia,CLI)。

4. 如果 ABI>1.30,应该进一步检查,因为这提示动脉有钙化,也是 PAD 的表现。

PAD一旦诊断,临床上应该进行Fontaine's分期或Rutherford's分类(表11)。

表11 PAD的分级:Fontaine's分期与Rutherford's分类

Fontaine 分期		Rutherford 分类		
分期	临床评估	分级	分类	临床评估
I	无症状	0	0	无症状
IIa	轻度间歇性跛行	I	1	轻度间歇性跛行
IIb	中到重度间歇性跛行	I	2	中度间歇性跛行
		I	3	重度间歇性跛行
III	缺血性静息痛	II	4	缺血性静息痛
IV	溃疡或坏疽	III	5	小部分组织缺失
		III	6	大部分组织缺失

(三)治疗

周围动脉疾病(PAD)的治疗目的包括改善患者下肢缺血症状以及降低心脏病发作、卒中、截肢和死亡的风险。

1. 控制PAD的危险因子:包括控制高血糖、高血压、纠正血脂异常和应用阿司匹林治疗、戒烟和限制酒精摄入。

2. 周围动脉疾病(PAD)的治疗

(1)间歇性跛行患者,应鼓励其进行常规的运动锻炼,锻炼可以调节下肢肌肉的有效的血流分布,改善其血液流变学特征,减少肌肉依赖于无氧代谢,而更大程度的利用氧,对于慢性下肢疼痛患者能提高无痛性步行距离。

(2)血管扩张剂的使用,如前列腺素E1、贝前列素钠、西洛他唑、己酮可可碱和盐酸沙格雷酯等。

(3)成型术:在内科保守治疗无效时,为了挽救缺血肢体,可以选择血管腔内微创治疗,包括经皮球囊血管成型术、血管内支架植入术等。

(4)外科手术:在内科保守治疗无效和血管腔内微创治疗失败时,为了挽救缺血肢体,可以选择外科手术治疗,包括血管旁路手术、交感神经切除术等。

第四节　其他特殊类型

一、妊娠糖尿病与糖尿病合并妊娠

在糖尿病诊断之后妊娠者为糖尿病合并妊娠;在妊娠期间首次发生或发现的糖耐量减低或糖尿病称为妊娠糖尿病(gestational dibetesmellitus),妊娠糖尿病患者中可能包含了一部分妊娠前已有糖耐量减低或糖尿病,在孕期首次被诊断的患者。妊娠期间高血糖的主要危害是围产期母婴临床结局不良和死亡率增加,包括母亲发展为 2 型糖尿病、胎儿在宫内发育异常、新生儿畸形、巨大儿(增加母婴在分娩时发生合并症与创伤的危险)和新生儿低血糖发生的风险增加等。

一般来讲,糖尿病患者合并妊娠时血糖水平波动较大,血糖较难控制,大多数患者需要使用胰岛素控制血糖。相反,妊娠糖尿病患者的血糖波动相对较轻,血糖容易控制,多数患者可通过严格的饮食计划和运动使血糖得到满意控制,仅部分患者需要使用胰岛素控制血糖。如控制良好,部分妊娠糖尿病患者生产后可较为正常,部分转为糖耐量减低,或者空腹血糖受损(糖尿病前期),仅部分变为终身 2 型糖尿病。

(一)妊娠糖尿病的筛查

1. 有高度糖尿病风险的妊娠妇女:有妊娠糖尿病、巨大儿分娩史,肥胖,多囊卵巢综合征,有糖尿病家族史,早孕期空腹尿糖阳性者,无明显原因的多次自然流产史、胎儿畸形史及死胎史、新生儿呼吸窘迫综合征分娩史者等,应尽早监测血糖,如果空腹血糖≥7.0毫摩尔/升(126毫克/分升)及(或)随机血糖≥11.1毫摩尔/升(200毫克/分升)应在2周内重复测定。如血糖仍然如此可诊断妊娠糖尿病。详见表12。

2. 所有妊娠妇女应妊娠24~28周采取以下两种方法之一测定血糖:

(1)一步法:进行75克OGTT检测。

(2)两步法:先行50克OGTT进行初筛,服糖后1小时血糖高于7.2毫摩尔/升(130毫克/分升)者进行75克OGTT。

3. 妊娠糖尿病的分级:

(1)A1级:空腹血糖<5.8毫摩尔/升,经饮食控制,餐后2hPG<6.7毫摩尔/升。

(2)A2级:空腹血糖≥5.8毫摩尔/升或经食控制餐后2hPG≥6.7毫摩尔/升者,需使用胰岛素控制血糖。

表12 妊娠糖尿病的诊断标准

75克OGTT	血糖(毫摩尔/升)	血糖(毫克/分升)
空腹	5.3	95
服糖后1小时	10.0	180
服糖后2小时	8.6	155
服糖后3小时	7.8	140

注:1毫摩尔/升=18毫克/分升;OGTT:葡萄糖耐量试验;2个以上时间点高于上述标准可确定诊断。

(二)计划妊娠的糖尿病妇女妊娠前的准备

1. 糖尿病妇女应计划妊娠,在糖尿病未得到满意控制之前应采取避孕措施。应告知已妊娠的糖尿病妇女在妊娠期间强化血糖控制的重要性以及高血糖可能对母婴带来的危险。

2. 在计划妊娠之前,应认真地回顾如下病史:

(1)糖尿病的病程。

(2)急性并发症,包括感染史、酮症酸中毒和低血糖。

(3)慢性并发症,包括大小血管病变和神经系统病变。

(4)详细的糖尿病治疗情况。

(5)其他伴随疾病和治疗情况。

(6)月经史、生育史、节育史。

(7)家庭和工作单位的支持情况。

3. 由糖尿病医师和妇产科医师评估是否适于妊娠。

4. 如计划妊娠,应在受孕前进行如下准备:

(1)全面检查,包括血压、心电图、眼底、肾功能以及 HbA1c;

(2)停用口服降糖药物,改用胰岛素控制血糖;

(3)严格控制血糖,加强血糖监测。餐前血糖控制在 3.9~6.5 毫摩尔 / 升(70~117 毫克 / 分升),餐后血糖在 8.5 毫摩尔 / 升(<153.0 毫克 / 分升)以下,HbA1c 控制在 7.0% 以下(用胰岛素治疗者),在避免低血糖的情况下尽量控制在 6.5% 以下。

(4)严格将血压控制在 130/80 毫米汞柱以下。将控制高血压的 ACEI 和 ARB 改为甲基多巴或钙拮抗剂。

(5)停用他汀类及贝特类调脂药物。

(6)加强糖尿病教育。

(7)戒烟。

(三)妊娠期间糖尿病的管理

1. 应尽早对妊娠期间糖尿病进行诊断,在确诊后,应尽早按糖尿病合并妊娠的诊疗常规进行管理。1~2 周就诊 1 次。

2. 根据孕妇的文化背景进行针对妊娠妇女的糖尿病教育。

3. 妊娠期间的饮食控制标准:既能保证孕妇和胎儿能量需要,又能维持血糖在正常范围,而且不发生饥饿性酮症。尽可能选择低生糖指数的碳水化合物。对使用胰岛素者,要根据胰岛素的剂型和剂量来选择碳水化合物的种类和数量。应实行少量多餐制,每日分 5~6 餐。

4. 鼓励尽量通过血糖自我监测检查空腹、餐前血糖,餐后 1~2h 血糖及尿酮体。有条件者每日测定空腹和餐后血糖 4~6 次。血糖控制的目标是空腹、餐前、或睡前血糖 3.3~5.3 毫摩尔 / 升,餐后 1h≤7.8 毫摩尔 / 升;或餐后 2h≤6.7 毫摩尔 / 升;HbA1c 尽可能控制在 6.0% 以下。

5. 避免使用口服降糖药,通过饮食治疗血糖不能控制时,使用胰岛素治疗。人胰岛素优于动物胰岛素。初步临床证据显示速效胰岛素类似物赖脯胰岛素和门冬胰岛素在妊娠期使用是安全有效的。

6. 尿酮阳性时,应检查血糖(因孕妇肾糖阈下降,尿糖不能准确反映孕妇血糖水平),如血糖正常,考虑饥饿性酮症,及时增加食物摄入,必要时在监测血糖的情况下静脉输入适量葡萄糖。若出现酮症酸中毒,按酮症酸中毒治疗原则处理。

7. 血压应该控制在 130/80 毫米汞柱以下。

8. 每 3 个月进行一次肾功能、眼底和血脂检测。

9. 加强胎儿发育情况的监护,常规超声检查了解胎儿发育情况。

10. 分娩方式:糖尿病本身不是剖宫产指征,无特殊情况可经阴道分娩,但如合并其他的高危因素,应进行选择性剖宫产或放宽剖宫产指征。

11. 分娩时和产后加强血糖监测,保持良好的血糖控制。

（四）分娩后糖尿病的管理

1. 糖尿病合并妊娠者在分娩后胰岛素的需要量会明显减少，应注意血糖监测，适时减少胰岛素的用量，避免低血糖。糖尿病的管理与一般糖尿病患者相同。

2. 妊娠糖尿病使用胰岛素者多数在分娩后可以停用胰岛素，继续监测血糖。分娩后血糖正常者应在产后 6 周行 75 克 OGTT，重新评估糖代谢情况，并进行终身随访。

（五）糖尿病合并妊娠时的特殊问题

1. 视网膜病变　糖尿病视网膜病变可因妊娠而加重。在怀孕前逐渐使血糖得到控制和预防性眼底光凝治疗（有适应证者）可减少糖尿病视网膜病变加重的危险性。

2. 高血压　无论是妊娠前已有的高血压还是妊娠期并发的高血压均可加重妊娠妇女已有的糖尿病并发症。应在妊娠期间严格控制血压。避免晚妊娠（生产前 3 个月）或者生产前出现"妊高征"（妊娠高血压综合征）等危重并发症。可于妊娠 3 个月后用钙离子拮抗剂（CCB）络活喜降血压。避免使用 ACEI、ARB、β 受体阻滞剂和利尿剂。

3. 糖尿病肾病　妊娠可加重已有的肾损害。对轻度肾病患者,妊娠可造成暂时性肾功能减退；已出现较严重肾功能不全的患者 [血清肌酐 >3 毫克 / 分升（265 微摩尔 / 升），或肌酐清除率 <50 毫升 / 分钟)],妊娠可对部分患者的肾功能造成永久性损害。肾功能不全对胎儿的发育有不良影响。

4. 神经病变　与糖尿病神经病变相关的胃轻瘫、尿潴留、对低血糖的防卫反应差和直立性低血压可进一步增加妊娠期间糖尿病管理的难度。

5. 心血管病变　如潜在的心血管疾病未被发现和处理,妊娠使死亡的危险性增加。应在妊娠前仔细检查心血管疾病证据并予以处理。有怀孕愿望的糖尿病妇女心功能应该达到能够耐受运动试验的水平。

以上特殊情况需要请相关专科医生会诊并与妇产科医师协商是否终止妊娠。

二、儿童和青少年糖尿病

近年来,糖尿病发病逐渐趋于低龄化,儿童及青少年的发病率明显上升,尤其是肥胖儿童。

儿童及青少年糖尿病主要有以下类型:

1. 1型糖尿病 为免疫介导性和特发性。

2. 2型糖尿病。

3. 儿童青少年发病的成人型糖尿病(MODY) 是一组高度异质性单基因遗传病。主要临床特征:①有三代或以上家族发病史,且符合常染色体显性遗传规律;②发病年龄小于25岁;③无酮症倾向,至少5年内不需用胰岛素治疗。

4. 其他类型糖尿病 包括胰高糖素瘤、嗜铬细胞瘤、生长抑素瘤等以及药物或化学制剂所致的糖尿病。在新生儿发生的糖尿病中部分(30%~58%)是胰岛 β 细胞的磺脲类受体 Kir6.2 基因突变引起,此类患者罕见。在我国,目前儿童及青少年糖尿病仍以1型为主,但2型糖尿病表现出明显的上升趋势。有时区分儿童和青少年糖尿病的类型很困难,当患儿貌似2型糖尿病时,仍应注意有1型糖尿病或其他类型糖尿病的可能。有条件时应进一步测定胰岛 β 细胞自身抗体和 C 肽释放水平,并经过一段时间对治疗方法和疗效的随访,有助于分型诊断。

(一)1型糖尿病

目前认为病因是在遗传易感性的基础上,外界环境因素

（可能包括病毒感染）引发机体自身免疫功能紊乱,导致胰岛 β 细胞的损伤和破坏,胰岛素分泌绝对不足,引发糖尿病。患儿胰岛功能低下,常伴有 β 细胞自身抗体阳性,包括胰岛细胞自身抗体（ICA）、胰岛素自身抗体（IAA）、谷氨酸脱羧酶抗体（GDA）和人胰岛细胞抗原 2 抗体等自身抗体。我国儿童青少年（0~14 岁）1 型糖尿病的发病率约为 0.6/10 万,属低发病区,但由于我国人口基数大,故 1 型糖尿病患者的绝对数并不少。

1. 临床表现　主要如下:

（1）起病较急,常因感染或饮食不当发病,可有家族史。

（2）典型者有多尿、多饮、多食和消瘦的三多一少症状。

（3）不典型隐匿发病患儿多表现为疲乏无力,遗尿,食欲可降低。

（4）约 20%~40% 的患儿以糖尿病酮症酸中毒急症就诊。

2. 治疗方案及原则　1 型糖尿病的治疗目的是降低血糖、消除症状,预防和延缓各种急、慢性并发症的发生。提高生活质量,使糖尿病患儿能与正常儿童一样生活和健康成长。儿童 DKA 治诊流程详见图 16。

（1）胰岛素治疗:儿童 1 型糖尿病一经确诊常需终身依赖外源性胰岛素替代治疗。由于患儿胰岛残余 β 细胞数量和功能有差异,胰岛素治疗要注意个体化。

（2）饮食治疗:①计划饮食,控制总热量,但要保证儿童正常生长发育的需要。②均衡膳食,保证足够营养,特别是蛋白质的供应。应避免高糖高脂食物,多选择高纤维素食物,烹调以清淡为主。③定时定量定餐。定时定餐较少量多餐,更易控制血糖。应注意进正餐和加餐的时间要与胰岛素注射时间及作用时间相配合。

（3）运动治疗:1 型糖尿病患儿病情稳定后可以参加学校

的多种体育活动,这对糖尿病的病情控制有良好作用。运动方式和运动量应个体化,循序渐进,强度适当,量力而行,注意安全,包括防止运动后低血糖。

(4)心理治疗和教育:是糖尿病患儿综合治疗非常重要的一部分,是促进患儿健康成长的关键环节,社会、学校和家庭都应给予糖尿病儿童更多的关心和爱护。

(5)要加强血糖的自我监测。

(6)门诊随访:一般患儿至少每2~3个月应到糖尿病专科

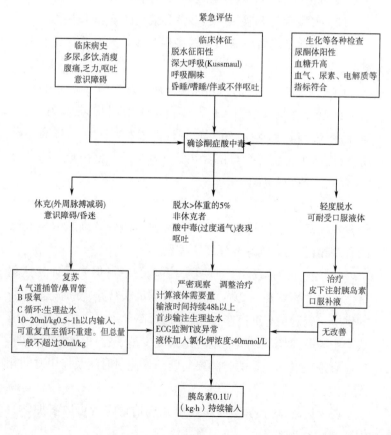

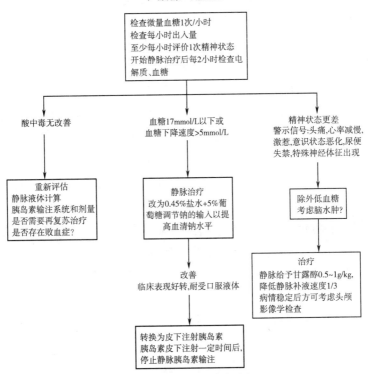

图 16 儿童 DKA 诊治流程

门诊复查 1 次。①每次携带病情记录本,以供医师对病情控制的了解,作为指导治疗的依据。②每次随访均应测量身高、体重、血压、尿常规、尿糖及酮体、餐后 2 小时 PG 和 HbA1c。③预防慢性并发症:每半年至 1 年检测一项血脂谱、尿微量白蛋白、眼底以及空腹或负荷后 C 肽水平,并观察血压的变化,注意患儿免疫调节紊乱导致的腹泻病的发生,以早期发现糖尿病的慢性合并症,并了解胰岛 β 细胞的功能变化。④由于 1 型糖尿病常合并自身免疫性甲状腺疾病,因此在诊断时应测定促甲状腺激素(TSH)及甲状腺自身抗体。若存在甲状腺功能减退,应该用甲状腺激素替代治疗,以免影响其生长发育。若甲状腺功能正常,应在 1~2 年后重复测定。

(二)2 型糖尿病

随着肥胖儿童的增多,儿童青少年中 2 型糖尿病的发病率也有增高趋势。儿童及青少年 2 型糖尿病也表现为胰岛素抵抗或(和)胰岛素分泌不足,但和成人 2 型糖尿病不一样,其胰岛素敏感性会随着患儿生长、发育的改变而降低。

1. 临床表现 发病较隐匿,多见于肥胖儿童,发病初期超重或肥胖,以后渐消瘦,不易发生酮症酸中毒,部分患儿伴有黑棘皮病,多见于颈部或腋下。这类患者在诊断 2 型糖尿病的同时要注意慢性并发症的发生,包括高血压、血脂异常、微量白蛋白尿、眼底病变等,以及睡眠呼吸障碍及肝脂肪变性等疾病。青春期少女还应注意是否合并多囊卵巢综合征。

2. 治疗方案及原则

(1)健康教育:不仅针对 2 型糖尿病患儿个体进行健康和心理教育,同时更要对患儿家庭成员进行糖尿病相关知识的普及。合理的生活方式对病情的控制尤为重要。

(2)饮食治疗:饮食控制以维持正常发育和标准体重、纠正已发生的代谢紊乱和减轻胰岛 β 细胞的负担为原则,肥胖儿童的减低体重量要因人而异。

(3)运动治疗:运动治疗在儿童青少年 2 型糖尿病的治疗上占有重要的地位,有利于减轻体重,增加胰岛素的敏感性、血糖的控制和促进生长发育。运动方式和运动量的选择应该个体化,根据性别、年龄、体型、体力、运动习惯和爱好制订适当的运动方案。

(4)药物治疗:原则上可先用饮食和运动治疗,观察 2~3 个月,若血糖仍未达标者,可使用口服降糖药或胰岛素治疗以保证儿童的正常发育。由于儿童和青少年 2 型糖尿病与成人 2 型糖尿病的病理生理相似,有理由推测这些药物对儿童和青少年 2 型糖尿病有效。药物的选择及应用基本上与成年人相同。值得注意的是,这些口服降血糖药物的疗效和安全性都未在儿童进行过全面的评估。FDA 仅批准二甲双胍用于 10 岁以上儿童患者。用药应体现个体化,在多数情况下,特别对于超重或肥胖的患儿,二甲双胍作为首选药物。与磺脲类药物相比,在控制 HbA1c 水平相当时,二甲双胍不易发生低血糖,同时有一定降低甘油三酯和胆固醇水平的作用。胰岛素的应用和注意事项与儿童 1 型糖尿病相同。

(5)自我血糖监测。

(6)控制目标:保持正常生长发育,避免肥胖或超体重,在避免低血糖的前提下,空腹血糖 <7.0 毫摩尔 / 升,HbA1c 尽可能控制在 7.0% 以下。详见表 13。

(7)定期随访,进行身高、体重、血压、血脂、血糖和 HbA1c 的检查,早期发现糖尿病慢性并发症。

表 13 儿童和青少年 1 型糖尿病控制目标

血糖目标值范围		HbA1C	理由
餐前	睡前 / 夜间		
幼儿至学龄前期(0~6岁) 5.6~10.0毫摩尔/升(100~180毫克/分升)	6.1~11.1毫摩尔/升(110~200毫克/分升)	7.5%~8.5%	脆性,易发生低血糖
学龄期(7~12岁) 5.0~10.0毫摩尔/升(90~180毫克/分升)	5.6~10.0毫摩尔/升(100~180毫克/分升)	<8%	青春期前低血糖风险相对高,而并发症风险相对低

血糖目标值范围		HbA1C	理由
餐前	睡前/夜间		
青春期和青年期（13~19岁）	5.0~7.2毫摩尔/升（90~130毫克/分升）	5.0~8.3毫摩尔/升（90~150毫克/分升）	<7.5%	有严重低血糖的风险 需要考虑发育和精神健康 如无过多低血糖发生能达到7%以下更好

注:a 血糖控制应权衡利弊,实行个体化,低血糖风险较高或尚无低血糖风险意识的儿童患者可适当放宽标准;b 当餐前血糖和 HbA1c 之间出现矛盾时,则应考虑加用餐后血糖值来评估。

3. 2 型糖尿病的筛查　与成人 2 型糖尿病一样,对于儿童及青少年 2 型糖尿病患者也要做到"早发现、早诊断、早治疗",尤其是对高危人群(肥胖、糖尿病家族史、血脂异常和高血压、多囊卵巢综合征等)进行筛查和预防。不定期进行身高、体重、血压、血脂、血糖的检查,以求早期发现异常,及时进行干预治疗。

儿童及青少年中糖尿病高危人群的筛查标准:

（1）高危因素:超重(相对于同性别、年龄人群,BMI 超过 85 个百分点)合并以下任意 2 项指标:①家族史:一级或二级亲属患有糖尿病;②高风险种族;③胰岛素抵抗特征(如黑棘皮病,高血压,血脂异常,多囊卵巢综合征等);④母亲怀孕时有糖尿病史或诊断为妊娠糖尿病。

（2）年龄:10 岁或青春期(如果青春期提前)。

（3）筛选频率:每隔 3 年。

三、老年糖尿病

老年糖尿病是指年龄 >60 岁的糖尿病患者（西方国家 >65 岁），包括 60 岁以前诊断和 60 岁以后诊断为糖尿病者。

（一）老年糖尿病的特点

1. 老年糖尿病绝大多数为 2 型糖尿病，异质性较大，其年龄、病程、基本健康状态、并发症、合并症以及预计生存期均不同。

2. 部分患者是过去发生糖尿病随年龄增大进入老年期，这类患者常伴有明显的慢性并发症。新诊断的老年糖尿病多数起病缓慢，多无症状，往往由于常规体检或因其他疾病检查血糖或尿糖时发现。

3. 部分老年糖尿病以并发症为首发表现，如高血糖高渗状态，心、脑血管意外以及视力改变等。

4. 少数老年糖尿病患者表现为体温低、多汗、神经性恶病质、肌萎缩和认知功能减退。

5. 部分老年糖尿病患者有潜在的伴随疾病。

（二）老年糖尿病的并发症

1. 急性并发症　老年糖尿病患者严重的急性代谢并发症常为高血糖高渗状态，死亡率高。

2. 慢性并发症

（1）心、脑血管并发症是老年糖尿病死亡的主要原因，约 80% 的老年糖尿病患者死于心血管合并症。

（2）老年糖尿病周围神经病变和自主神经病变均随增龄而增加。

（3）老年糖尿病患者白内障、视网膜病变和青光眼的发病率明显增多。

（4）部分老年糖尿病患者存在明显认知功能障碍和活动受限。

（三）老年糖尿病治疗的注意事项

老年糖尿病的治疗原则与一般成人糖尿病相似,但应考虑到老年人的特点。尽管血糖控制是重要的,但减少其心脑血管风险和事件的治疗,如控制血脂,血压以及阿司匹林抗血小板治疗所获得的益处甚至大于严格控制血糖。

老年糖尿病多属于 2 型糖尿病,如单纯饮食和运动治疗达不到要求者,在选择口服降糖药时,应注意以下事项:

1. 老年人随年龄增长常伴有器官功能减退,伴心、肾、肝、肺功能不全者,应注意口服降糖药的适应证和禁忌证。

2. 因老年人对低血糖耐受性差,特别在病程长、已有高危心脑血管风险的老年患者,低血糖可以诱发心、脑血管事件,甚至导致死亡。因此在治疗中重点是避免低血糖发生,而非强化治疗控制血糖。选用不易引起低血糖及无心血管不良影响的降糖药物。血糖控制目标应遵循个体化原则,可略宽于一般成人,尊重患者的价值观选择。

（四）老年糖尿病的筛查和预防

老年人是糖尿病的高危人群,预防是关键。老年人保持健康生活方式和生活习惯是预防糖尿病的基础。

四、糖尿病与感染

糖尿病容易并发各种感染,血糖控制差的患者更为常见也更为严重。糖尿病并发感染可形成一个恶性循环,即感染导致难以控制的高血糖,而高血糖进一步加重感染。感染可诱发糖尿病急性并发症,感染也是糖尿病的重要死因之一。

糖尿病患者常见感染类型

如泌尿系感染、肺炎、结核病、胆道感染、皮肤及软组织感染、外耳炎和口腔感染。

1. 泌尿系感染常可导致严重的并发症,如严重的肾盂肾炎、肾及肾周脓肿、肾乳头坏死和败血症。常见的致病菌是大肠杆菌及克雷伯杆菌。

2. 肺炎常见的致病菌包括葡萄球菌、链球菌及革兰阴性菌。毛霉菌病及曲霉病等呼吸道真菌感染亦多见于糖尿病患者。

3. 糖尿病患者结核的发生率显著高于非糖尿病患者,并且更多见非典型的影像学表现。结核病也使糖尿病患者血糖难以控制,是一对难兄难弟。

4. 皮肤葡萄球菌感染是糖尿病患者的常见感染之一,常见于下肢。足部溃疡的常见致病菌包括葡萄球菌、链球菌、革兰阴性菌及厌氧菌。糖尿病患者中牙周炎的发生率增加,易导致牙齿松动。外耳炎常常是被忽略的感染灶。

糖尿病合并感染的防治。

1. 治疗　严格控制血糖为首要措施,胰岛素治疗为首选;进行有效的抗感染治疗,并根据药物敏感试验结果及时调整抗生素的种类;必要时行外科手术干预,特别是在糖尿病足的治疗过程中更加重要。

2. 预防　良好的血糖控制,加强自身卫生及必要的免疫接种在一定程度上可有效预防严重感染的发生。

五、糖皮质激素与糖尿病

1. 糖皮质激素广泛用于多种急、慢性疾病的治疗,同时也是对糖代谢影响很大的药物。血糖升高是糖皮质激素治疗的常见并发症。长期应用或单次应用均可以诱发或加重糖尿病,这种作用通常是剂量和时间依赖性的。当停用糖皮质激素后,糖代谢通常会恢复至用药之前的状态。但是,如果用药时间过长,则可能会导致永久性血糖增高(继发性糖尿病)。

2. 非糖尿病患者使用大剂量糖皮质激素治疗时应监测血糖至少 48h,根据血糖情况及时给予胰岛素等药物控制血糖。

3. 糖尿病患者在使用糖皮质激素过程中应严密监测血糖和 HbA1c,典型的血糖谱为相对正常的空腹血糖及逐渐升高的餐后血糖。因此,不能只监测空腹血糖。其次,在使用糖皮质激素的同时,应加强降糖治疗。随着糖皮质激素剂量的改变,降糖治疗应及时调整,胰岛素治疗常作为首选。

六、抑郁症

糖尿病患者抑郁症的患病率显著高于非糖尿病人群,糖尿病和抑郁症之间可能存在双向的因果关系。糖尿病患者抑郁症患病率可达 50%,其中有 4% 左右是需要治疗的抑郁症。伴有抑郁症的糖尿病患者血糖不易得到满意控制、微血管和大血管并发症发生的风险可能高于普通糖尿病患者。有证据表明:抑郁、焦虑等负性情绪可加重糖尿病的病情,抗抑郁治疗可以改善糖尿病抑郁症患者的抑郁状态,但某些抗抑郁药可能对血糖控制不利。糖尿病患者的抑郁、焦虑、饮食失调、认知障碍等应作为患者心理评估及治疗的重要方面。改善糖尿病患者的代谢异常和抑郁症状,帮助患者及早摆脱不良心理,恢复自信,有助于提高患者的生活质量。

七、精神疾病、人类免疫缺陷病毒 / 艾滋病和糖尿病

精神分裂症患者比普通人群罹患代谢综合征的风险更大。治疗精神异常和 HIV/AIDS 的某些药物有诱发或加重糖尿病的不良后果,并且有增加心血管疾病的危险。抗精神病药物(特别

是第二代药物)可增加发生肥胖、2 型糖尿病和血脂异常的危险。

治疗 HIV/AIDS 的高活性抗逆转录酶病毒药物可导致血脂异常和胰岛素抵抗,尤其是使用蛋白酶抑制剂时。建议在选择精神疾病和抗 HIV 感染的治疗方案时要考虑这些不良反应。开始上述药物治疗前,应检查患者的血糖和血脂,询问是否存在其他危险因素,如高血压、肥胖、吸烟史和特殊疾病家族史。使用抗精神病药物的患者每个月测量血糖和体重一次,治疗过程中体重增加者应进行常规血液生化检查。

八、代谢综合征

代谢综合征是一组以肥胖、高血糖(糖尿病或糖调节受损)、血脂异常(指高甘油三酯血症和(或)低 HDL-C 血症(低高密度胆固醇血症)以及高血压等聚集发病,严重影响机体健康的临床征候群,是一组在代谢上相互关联的危险因素的组合,这些因素直接促进了动脉粥样硬化性心血管疾病的发生,也增加了发生 2 型糖尿病的风险。目前研究结果显示,代谢综合征患者是发生心脑血管疾病的高危人群,与非代谢综合征者相比,其罹患心血管病和 2 型糖尿病的风险均显著增加。

代谢综合征的诊断标准

代谢综合征的诊断标准尚未完全统一,目前我国主要采用的是 2004 年中华医学会糖尿病学分会(CDS)建议的代谢综合征诊断标准。详见表 14、表 15。

代谢综合征的防治

目前防治代谢综合征的主要目标是预防临床心血管疾病以及 2 型糖尿病的发生,对已有心血管疾病者则要预防心血管事件再发。原则上应先启动生活方式治疗,然后是针对各种危险因素的药物治疗。

表 14 代谢综合征的三种诊断标准

指标	WHO（1999）	NCEP-ATP III（2005）	IDF（2005）
初选人群	高血糖及胰岛素抵抗人群	全人群中	中心性肥胖人群 [a]
组成成分数	初选人群中至少2项其他组分	至少3项	初选人群中至少2项其他组分
肥胖			
BMI	>30 及（或）	—	—
腰围（厘米）	—	不同人种采用特定的腰围,华人:男 >102 女 >88	不同人种采用特定的腰围切点,华人:男≥90厘米,女≥80厘米
腰臀比	男 >0.90 女 >0.85	—	
血脂紊乱			
甘油三酯 TG（毫摩尔/升）	≥1.70 及（或）	≥1.70[b] 或接受相应的调脂治疗者	≥1.7[b] 或接受相应的调脂治疗者
高密度脂蛋白胆固醇 HDL-C（毫摩尔/升）	男 <0.9 女 <1.0	男 <1.04 女 <1.30	男 <1.03 女 <1.29 或接受相应的调脂治疗者
高血压（毫米汞柱）	≥140/90	≥130/85 及（或）已确诊为高血压并治疗者	≥130/85 及（或）已确诊为高血压并治疗者
高血糖			
空腹血糖 FBG（毫摩尔/升）	≥6.1 及（或）	≥5.6 及（或）已确诊为糖尿病并治疗者	≥5.6 及（或）已确诊为糖尿病并治疗者
餐后两小时血糖 2hBG（毫摩尔/升）	≥7.8 及（或）已确诊为糖尿病并治疗者	—[c]	—[c]

续表

指标	WHO （1999）	NCEP-ATP Ⅲ （2005）	IDF （2005）
胰岛素抵抗	高胰岛素正糖钳夹试验的 M 值上四分位数	—	—
微量白蛋白尿		—	—
尿白蛋白 （微克 / 分钟）	≥20		
尿白蛋白 / 肌酐 （毫克 / 克）	≥30		

注：BMI：体重指数；TG：甘油三酯；HDL-C：高密度脂蛋白胆固醇；FPG：空腹血糖；2 小时 PG：餐后 2h 血糖；NCEP-ATP Ⅲ：美国国家胆固醇教育纲要成人教育组第 3 次报告；IDF：国际糖尿病联盟；[a] 如果 BMI>30，不需要测量腰围，即可诊断为中心性肥胖；[b] NCEP-ATP Ⅲ 及 IDF 诊断标准中，高甘油三酯和低 HDL-C 分别作为 2 个单独的组分；[c] 如果 FPG 超过 5.6 毫摩尔 / 升（或 100 毫克 / 分升），推荐进行口服葡萄糖耐量试验，但对诊断代谢综合征并非必备检查。在临床实践中，糖耐量异常亦可作为诊断依据，在代谢综合征流行病学研究中，只有空腹血糖已被诊断为 2 型糖尿但在流行病学研究中也多结合筛查糖负荷后 2h 血糖，以期早期预防及发现糖尿病。

**表 15　中华医学会糖尿病学分会（CDS）关于代谢综合征的
诊断标准（2004）**

具备以下 4 项组成成分中的 3 项或全部者：

1. 超重和（或）肥胖：BMI≥25

2. 高血糖：FPG≥6.1 毫摩尔 / 升（110 毫克 / 分升）及（或）2hPG≥7.8 毫摩尔 / 升（140 毫克 / 分升），及（或）已确诊为糖尿病并治疗者

3. 高血压：BP≥140/90 毫米汞柱，及（或）已确认为高血压并治疗者

4. 血脂紊乱：空腹血浆 TG≥1.7 毫摩尔 / 升（150 毫克 / 分升），及（或）空腹 HDL-C<0.9 毫摩尔 / 升（35 毫克 / 分升）（男）或 <1.0 毫摩尔 / 升（39 毫克 / 分升）（女）

（1）生活方式干预：保持理想的体重、适当运动、改变饮食结构以减少热量摄入、戒烟和不过量饮酒等，不仅能减轻胰岛素抵抗和高胰岛素血症，也能改善糖耐量和其他心血管疾病危险因素。

（2）针对各种危险因素如糖尿病或糖调节受损、高血压、血脂紊乱以及肥胖等的药物治疗，治疗目标如下：

1. 体重在一年内减轻降低 7% ~10%，争取达到 BMI 和腰围正常化；

2. 血压：糖尿病患者 <140/90 毫米汞柱，非糖尿病患者 <140/90 毫米汞柱；

3. 低密度脂蛋白胆固醇（LDL-C）<2.6 毫摩尔 / 升（100 毫克 / 分升）、甘油三酯 <1.7 毫摩尔 / 升（150 毫克 / 分升）、高密度脂蛋白（HDL-C）>1.04 毫摩尔 / 升（40 毫克 / 分升）（男）或 >1.3 毫摩尔 / 升（50 毫克 / 分升）（女）。

4. 空腹血糖 <6.1 毫摩尔 / 升（110 毫克 / 分升）、负荷后 2hPG< 7.8 毫摩尔 / 升（140 毫克 / 分升）及 HbA1c<7.0%。

第五节　2 型糖尿病的手术治疗

肥胖是 2 型糖尿病的常见合并症。肥胖与 2 型糖尿病发病以及心血管病变发生的风险增加显著相关。尽管肥胖伴 2 型糖尿病的非手术减重疗法如控制饮食、运动、药物治疗能在短期内改善血糖和其他代谢指标，但在有些患者中这些措施对长期减重及维持血糖良好控制的效果并不理想。此外，有些降糖药物（如磺脲类、格列奈类、TZDs 和胰岛素）会增加体重。

临床证据显示，手术治疗可明显改善肥胖伴 2 型糖尿病患者的血糖控制，甚至可以使一些糖尿病患者的糖尿病"缓解"。此外，非糖尿病肥胖症患者在接受手术治疗后发生糖尿病的风险也显著下降。胃减容手术可作为治疗伴有肥胖的 2 型糖尿病的方法。2011 年,CDS 和中华医学会外科学分会也就代谢手术治疗 2 型糖尿病达成共识,认可胃减容手术是治疗伴有肥胖的 2 型糖尿病的手段之一。

一、手术方式与疗效

通过腹腔镜操作的减肥手术(即为胃减容手术)最常用、并发症最少。手术方式主要有 2 种:

1. 腹腔镜下可调节胃束带术(laparoscopicadjustable gastric banding,LAGB):属限制性手术,将环形束带固定于胃体上部形成近端胃小囊,并将出口直径限制在 12 毫米,在束带近胃壁侧装有环形水囊,并与置于腹部皮下的注水装置相连。术后通过注水或放水调节出口内径。早期饮食教育至关重要,防止胃小囊扩张。术后 2 年 2 型糖尿病缓解率 60%。

2. 胃旁路术(Roux-en-Y gastric bypass,RYGB):这一手术旷置了远端胃大部、十二指肠和部分空肠,既限制胃容量又减少营养吸收,使肠 - 胰岛轴功能恢复正常。随访 5 年,2 型糖尿病缓解率 83%。

二、手术治疗的缓解标准

术后仅用生活方式治疗可使 HbA1c≤6.5%,空腹血糖≤7.0 毫摩尔 / 升,餐后 2hPG≤10 毫摩尔 / 升,不用任何药物治疗,可视为 2 型糖尿病已缓解。

三、胃减容手术适应证

1. 对于 BMI≥40 或≥35 并伴有严重合并症,且年龄≥15 岁、骨骼发育成熟、按 Tanner 发育分级处于 4 或 5 级的青少年,在患者知情同意情况下,可调节胃束带减肥手术(LAGB)或胃旁路术(RYGB)也可考虑为治疗选择之一。

2. BMI≥35 有或无合并症的 2 型糖尿病亚裔人群中,可考虑行减重 / 胃减容手术。

3. BMI30~35 且有 2 型糖尿病的亚裔人群中,生活方式和药物治疗难以控制血糖或合并症时,尤其具有心血管风险因素时,减重 / 胃减容手术应是治疗选择之一。

4. BMI28.0~29.9 的亚裔人群中,如果合并 2 型糖尿病,并有向心性肥胖(女性腰围 >85 厘米,男性 >90 厘米)且至少额外的符合 2 条代谢综合征标准:甘油三酯、低 HDL-C 水平、高血压。对上述患者减重 / 胃减容手术也可考虑为治疗选择之一。

5. 对于 BMI25.0~27.9 的 2 型糖尿病患者,应在患者知情同意情况下进行手术,严格按研究方案进行。但是这些手术的性质应被视为纯粹只作为伦理委员会事先批准的试验研究的一部分,而不应广泛推广。

6. 年龄 <60 岁或身体一般状况较好,手术风险较低的 2 型糖尿病患者。

四、胃减容手术禁忌证

1. 滥用药物、酒精成瘾、患有难以控制的精神疾病的患者以及对代谢手术的风险、益处、预期后果缺乏理解能力的患者。

2. 明确诊断为 1 型糖尿病的患者。

3. 胰岛 β 细胞功能已明显衰竭的 2 型糖尿病患者。

4. 外科手术禁忌证者。

5. BMI<28 且药物治疗或使用胰岛素能够满意控制血糖的糖尿病患者。

6. 妊娠糖尿病及其他特殊类型的糖尿病暂不在外科手术

治疗的范围之内。

五、胃减容手术的风险

手术治疗肥胖症伴 2 型糖尿病亦有一定的短期和长期风险,该治疗方法的长期有效性和安全性,特别是在我国人群中的有效性和安全性尚有待评估。多项研究分析显示,RYGB 术后 30 天死亡率为 0.3%~0.5%,90 天死亡率为 0.35%。LAGB 术后 30 天死亡率为 0.05%。深静脉血栓形成和肺栓塞是手术引起死亡的重要原因。术后并发症还包括出血、吻合口瘘、消化道梗阻、溃疡等。远期并发症包括营养缺乏、胆石症、内疝形成等。

第六节 围手术期糖尿病管理

糖尿病患者因其他原因需要进行手术治疗时需要得到特别的关注。对医护人员来说,糖尿病患者围手术期的正确处理是一种挑战,糖尿病大血管并发症和微血管并发症可显著增加手术风险。而且手术应激可使血糖急剧升高,造成糖尿病急性并发症发生率增加,这是术后病死率增加的主要原因之一;另外,高血糖可造成感染发生率增加及伤口愈合延迟。因此围手术期的正确处理需要外科医师、糖尿病专科医师及麻醉师之间良好的沟通与协作,主要包括以下几个方面。

1. 术前准备及评估

(1)对于择期手术,应对血糖控制以及可能影响手术预后的糖尿病并发症进行全面评估,包括心血管疾病,自主神经病变及肾病。术前空腹血糖水平应控制在 7.8 毫摩尔 / 升以下,餐后血糖控制在 10 毫摩尔 / 升以下。对于口服降糖药血糖控制不佳的患者,应及时调整为胰岛素治疗。口服降糖药治疗的患者在接受小手术的术前当晚及手术当天应停用口服降糖药,接受大中手术则应在术前3天停用口服降糖药,改为胰岛素治疗。

（2）对于急诊手术,主要评估血糖水平,有无酸碱、水、电解质平衡紊乱。如果存在,应及时纠正。

2. 术中处理

（1）对于仅需单纯饮食治疗或小剂量口服降糖药即可使血糖控制达标的2型糖尿病患者,在接受小手术时,术中不需要使用胰岛素。

（2）在大中型手术中,需静脉应用胰岛素,并加强血糖监测,血糖控制的目标为5.0~11.0毫摩尔/升。术中可输注5%葡萄糖液100~125毫升/小时,以防止低血糖。葡萄糖-胰岛素-钾联合输入是代替分别输入胰岛素和葡萄糖的简单方法,需根据血糖变化及时调整葡萄糖与胰岛素的比例。

3. 术后处理

（1）在患者恢复正常饮食以前仍予胰岛素静脉输注,恢复正常饮食后可予胰岛素皮下注射。

（2）对于术后需要重症监护或机械通气的患者,如血浆葡萄糖>10.0毫摩尔/升,通过持续静脉胰岛素输注将血糖控制在7.8~10.0毫摩尔/升范围内比较安全。

（3）中、小手术后一般的血糖控制目标为空腹血糖<7.8毫摩尔/升,随机血糖<10.0毫摩尔/升。在既往血糖控制良好的患者可考虑更严格的血糖控制,同样应注意防止低血糖发生。

第七节　糖尿病初诊和随诊简要方案

（一）初诊

1. 为确定个体化的治疗目标,初诊时要详细询问糖尿病及其并发症的临床症状、了解糖尿病的家族史。对已经诊断的糖尿病患者,复习以往的治疗方案和血糖控制情况,并进行以下体格检查和化验检查。

（1）体格检查:身高、体重、计算 BMI、腰围、血压和足背动脉搏动。

（2）化验检查:空腹血糖、餐后血糖、HbA1c、甘油三酯、总胆固醇、HDL-C、LDL-C、尿常规、肝功能和肾功能。

（3）特殊检查:眼底检查、心电图和神经病变相关检查。若条件允许,应检测尿微量白蛋白和尿肌酐。

2. 制定最初需要达到的目标及应该采取的措施 综合患者的年龄、心血管疾病史等情况,确定个体化的血糖控制的最初目标。帮助患者制定饮食和运动的方案,肥胖者确定减轻体重的目标。建议患者戒烟、限酒。根据患者的具体病情处方合理的降糖药物并指导药物的使用。教育患者进行自我血糖监测如血糖测定的时间和频度,并做好记录。告诉患者下次随诊的时间及注意事项。初诊评估内容评估见表 16。

（二）随诊

查看患者血糖记录手册,分析化验结果如空腹和餐后血糖、HbA1c。讨论饮食及运动方案的实施情况,询问药物的使用剂量、方法及副作用。确定下一步要达到的目标和下一步治疗方案。对于血糖控制平稳并达标的患者建议 HbA1c 每年测定 2 次;对于治疗方案改变或血糖控制没能达标的患者,建议 HbA1c 每季度测定 1 次。监测方案内容见表 17。

对于高血压的患者每次随访都要测定血压,根据血压水平调整治疗方案,同时要注意降压药的副作用。

表 16　糖尿病初诊评估的内容

病史

年龄、起病特点（如有无糖尿病症状、酮症、DKA、HHS）

饮食、运动习惯、营养状况、儿童和青少年要了解生长发育情况

是否接受过糖尿病教育

复习以往的治疗方案和治疗效果（如 HbA1c 记录）、目前治疗情况包括药物、饮食和运动、血糖检测结果

DKA 或 HHS 发生史、发生频率、严重程度和原因

低血糖发生史：发生频率、严重程度和原因

糖尿病相关并发症和合并症史

微血管并发症：糖尿病视网膜病变、糖尿病肾病、神经病变（感觉性包括足部损伤；自主神经性包括性功能异常和胃轻瘫等）

大血管并发症：心血管病、脑血管病、外周动脉疾病

合并症：高血压、血脂紊乱、代谢综合征、高尿酸血症

其他：心理问题、口腔疾病

体格检查

身高、体重、BMI、腰围、臀围

血压

眼底检查

甲状腺触诊

皮肤检查（黑棘皮、胰岛素注射部位）

详细的足部检查（望诊、足背动脉和胫后动脉搏动触诊、膝反射、震动觉、痛觉、温度觉和单尼龙丝触觉）

实验室检测

HbA1c：如果没有 2~3 个月内的结果，需要测定

在 1 年之内没有如下结果，需要测定

血脂谱，包括总胆固醇、LDL-C、HDL-C 和甘油三酯

续表

肝功能

尿微量白蛋白和尿肌酐,并计算比值

血清肌酐和计算一般肾小球滤过率 GFR

1 型糖尿病、血脂异常症和年龄 >50 岁的妇女需测定血清 TSH

注:DKA:糖尿病酮症酸中毒;HbA1c:糖化血红蛋白;BMI:体重指数;LDL-C:低密度脂蛋白胆固醇;HDL-C:高密度脂蛋白胆固醇;GFR:肾小球滤过率;TSH:促甲状腺激素

表 17 临床监测方案

监测项目	初访	随访	每季度随访	每年随访
体重 / 身高	√	√	√	√
BMI	√			√
血压	√	√	√	√
空腹 / 餐后血糖	√	√	√	√
HbA1C	√		√	√
尿常规	√	√		√
胆固醇 / 高 / 低密度脂蛋白胆固醇、甘油三酯	√			√
尿白蛋白 / 尿肌酐 [a]	√			√
肌酐 /BUN	√			√
肝功能	√			√
心电图	√			√
眼:视力及眼底	√			√
足:足背动脉搏动,神经病变的相关检查	√		√	√

注:BMI:体重指数;[a] 在条件允许的情况下进行

热 点 问 答

❓ 糖尿病性青光眼患者需要注意什么？

答：青光眼对视神经的损伤是不可逆的，早期发现、早期治疗是预防致盲的主要手段。因此，患者平时要注意自我观察有无青光眼的症状，如视疲劳、眼胀、虹视等。生活要有规律，并保持心情愉快。日常生活中应做到六忌：忌暴饮暴食、忌酒、忌烟、忌饮浓茶、忌长时间低头伏案工作、忌在黑暗处久留，从而防止瞳孔扩大，引起眼压升高。40 岁以上的病人做散瞳检查或者使用阿托品类药物时，要特别留意青光眼存在的可能。心肺疾病患者应留意常用的氨茶碱、消心痛、安定等药物。青光眼患者使用这些药物一定要遵医嘱。

❓ 糖尿病患者有哪些眼部症状需要看眼科医生？

答：糖尿病患者在日常生活中应该留意以下症状，一旦发现，应尽快去医院眼科检查：

视力减退、视物不清

近视程度加重、老视暂时性缓解

看东西出现重影

眼前有点状、片状发黑的物体飘浮

视物有闪光感

上睑下垂、眼球运动障碍

眼胀、眼疼，以及视野缺损，即眼睛能看到的范围较以前明显缩小

❓ 趾肱指数的概念？

答：趾肱指数（TBI）是指足趾动脉压与肱动脉压（收缩压）的比值。测量方法：肱动脉压同上；足趾动脉压：置 2.4 厘米 × 10 厘米的袖带于踇趾，将捕记探头固定于踇趾趾腹，显示趾动脉波形，气袖加压至 200 毫米汞柱，缓慢放气直至再次出现趾动脉波形时记录该气值，即为趾动脉收缩压（toe sys.tolic blood ressures，TSBP），趾动脉压与肱动脉压高值的比值即为 TBI。

❓ 踝肱指数的概念？

答：踝肱指数（ABI）是指踝动脉压与肱动脉压（收缩压）的比值，ABI 检测为糖尿病患者提供了一种简单、廉价、无创的检查方式，大大提高了糖尿病下肢血管病变的检出率，为其早期预防提供了依据。测量方法是患者取仰卧位，分别将 12 厘米 × 40 厘米的袖带置于双上臂的袖带的宽度应当大于被测肢体周长的 20%，将多普勒探头置于上前臂桡动脉处获取信号，测量双侧上臂的血压并取高值作为肱动脉压（两次血压的差值需小于 10 毫米汞柱）；取双侧足背动脉、胫前动脉及胫后动脉收缩压高值作为踝动脉压，踝动脉压高值 / 肱动脉收缩压高值称 ABI。

❓ 周围动脉疾病有何症状？

答：周围动脉疾病（PAD）是指心、脑动脉以外的主动脉和其分支血管的狭窄、闭塞或瘤样扩张疾病，PAD 与冠心病同是动脉粥样硬化性疾病在不同部位的表现，可表现为四肢（上、下肢）、腹腔动脉、颈动脉、肾动脉等缺血性改变。

什么是间歇性跛行?

答:间歇性跛行就是病人在不走路的时候没有明显的不适,但一走路患病下肢就会出现酸胀不适感,以致不得不停下来休息,休息一段时间后这种不适感消失,又可以继续走路。在临床上我们把这种症状称之为间歇性跛行。

糖尿病足常见的危险因素有哪些?

答:主要有以下几方面:

(1)病史:以往有过足溃疡或截肢;独居的社会状态;经济条件差;不能享受医疗保险;赤足行走、视力差、弯腰困难、老年、合并肾病变等。

(2)神经病变:有神经病变的症状,如下肢的麻木、刺痛或疼痛,尤其是夜间的疼痛。

(3)血管状态:间歇性跛行;静息痛;足背动脉搏动明显减弱或消失;与体位有关的皮肤呈暗红色。

(4)皮肤:颜色呈暗红、发紫;温度明显降低;水肿;趾甲异常;胼胝;溃疡;皮肤干燥;足趾间皮肤糜烂。

(5)骨/关节:畸形(鹰爪趾、榔头趾、骨性突起、关节活动障碍)。

(6)鞋/袜:不合适的鞋袜。

(7)赤足或足趾外露。

糖尿病足应如何护理?

答:糖尿病足护理应注意做好以下两方面(图17,图18):

足部的护理

每日洗净脚后,要保持趾缝干爽,有需要时,可涂上润肤膏,以保持皮肤润滑。

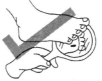

小心检查足部,以便及早发现足部的损伤、水泡及厚茧等情况的出现。

小心修剪指甲,并尽量平剪,以免造成伤口,引起发炎。

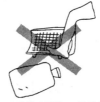

不可用热水泡脚,及避免用热水袋或暖炉暖脚。

图 17　足部的护理

穿鞋袜的要点

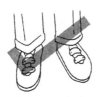

鞋的尺码要适中,以免脚趾受挤压而形成水泡及厚茧。

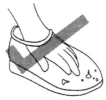

穿鞋前,要检查鞋内有没有沙石杂物,以免脚部因感觉迟缓,而被沙石杂物弄伤脚部。

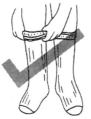

选择穿着棉质袜,并要每天更换,袜头不宜太紧,以免影响血液循环。

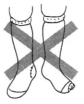

不可穿破烂的袜,以免被破口套着脚趾,而影响血液循环,破烂的袜亦不宜修补,以免缝口摩擦,弄伤脚部皮肤。

图 18　穿鞋袜的要点

糖尿病患者应如何预防糖尿病并发症?

答:糖尿病的急性和慢性并发症是导致糖尿病患者死亡的主要原因。急性并发症主要有酮症酸中毒、高渗性昏迷。慢病并发症主要有冠心病、中风、糖尿病肾病、糖尿病视网膜病变、糖尿病足等,可导致早死、失明、肾衰竭、截肢等严重后果。

（1）戒烟。

（2）每天要做的:

检查双脚,是否有伤口、水泡、红斑和肿胀。对于不会消除的任何疼痛,立即与医生联系。

每天刷牙,以避免口腔、牙齿和牙龈问题。

根据医生建议检测血糖。

（3）每次看病时,必须进行:

血压检查。

足部检查。

身体检查。

（4）每年做两次:

糖化血红蛋白（HbA1c）（反映过去几个月的血糖控制好坏,7% 以下说明血糖控制比较理想,如果超过 6.5%,应 3 个月检测1 次）。

（5）每年做一次:

胆固醇检测。

甘油三酯检测。

全面的足部检查。

牙齿和牙龈的检查,告诉牙医自己患有糖尿病。

检查眼睛疾病的散瞳检查。

尿液和血液检测以检查肾脏问题。

❓ 糖尿病患者为何应遵医嘱服药,并定期随访病情?

答:糖尿病是一种复杂的慢性病,需要在正规医疗机构专业医生的指导下治疗,血糖控制不佳,可引发并发症,造成严重后果。目前各基层医疗卫生服务机构对辖区 35 岁以上糖尿病患者开展免费规范化管理。

(1)糖尿病患者应按医生的指导用药,不可自作主张,擅自用药。

(2)糖尿病患者血糖正常仍要继续服药,不可自行停药或减药。

(3)糖尿病患者参加糖尿病规范化管理,接受社区医师的定期随访和定期体检。

❓ 糖尿病患者手术治疗应该注意些什么?

答:(1)应征求糖尿病专科医生的意见,让医生评价一下你目前的糖尿病控制状态是否适合手术。如血糖控制不好,则需调整治疗,直至空腹和餐后两小时血糖分别控制在 150mg% 和 200mg% 以下并保持稳定。

(2)病人至少应在术前 3 天入院,测血糖、尿糖、尿酮体、电解质、肾功能、二氧化碳结合力及血脂、心电图等,以对血糖控制情况、心肾功能(尤其是肾糖阈)有比较清楚的了解,对合理应用胰岛素有指导意义。

(3)入院后应告诉接诊医生,您患有糖尿病,并详细介绍你的治疗情况,是用胰岛素还是口服降糖药治疗,剂量多大,怎么个用法。一般外科医生对糖尿病治疗不太内行。还应主动提出请糖尿病医生会诊,制定住院期间糖尿病的治疗方案。

(4)向住院医生和护士介绍糖尿病的专科医生给制定的饮

食方案,要求他们提供糖尿病饮食。大型手术术后须禁食,胃肠减压者或甲状腺切除、骨折等手术而原来口服降糖药治疗者须在术前改为普通胰素治疗,已用长效或中效胰岛素治疗的病人,亦应改为普通胰岛素治疗,以便于调整。

（5）轻型糖尿病病人,血糖控制良好,做消化道以外不影响进食的小型手术,可继续原来的口服药物治疗。

（6）手术中及手术后应严密观察血糖、尿糖、尿酮体、电解质及肾功能的变化,需输注葡萄糖时应加用胰岛素,可按 3~6 克葡萄糖给 1 单位胰岛素计算。

（7）用口服降糖药治疗的糖尿病病人,入院后可能被改用胰岛素治疗,或原已用胰岛素治疗的糖尿病的病人,其胰岛素用量在手术当天和术后几天增加。当你遇到上述情况时,请不要误认为是病情加重了或是医生搞错了。一般而言,糖尿病病人在手术前后短时间内,因紧张和手术创伤刺激,身体处于应激状态,儿茶酚胺和肾上腺皮质激素等对抗胰岛素的激素明显增加,导致血糖升高。此时,口服降糖药难以控制血糖,故宜改用胰岛不比治疗,且剂量较平时要大。不过,这只是短暂的。

什么是围手术期?

答:围手术期是围绕手术的一个全过程,从病人决定接受手术治疗开始,到手术治疗直至基本康复,包含手术前、手术中及手术后的一段时间,具体是指从确定手术治疗时起,直到与这次手术有关的治疗基本结束为止,时间约在术前 5~7 天至术后 7~12 天。

何谓 BMI? 应该如何计算?

答:BMI 指数(身体质量指数,简称体质指数又称体重指数,英文为 Body Mass Index,BMI),是用体重公斤数除以身高米数平方得出的数字,是目前国际上常用的衡量人体胖瘦程度以及是否健康的一个标准。主要用于统计用途,当我们需要比较及分析一个人的体重对于不同高度的人所带来的健康影响时,BMI 值是一个中立而可靠的指标。具体计算方法是以体重的千克数除以身高平方(米为单位)、其公式为:体质指数(BMI)= 体重(千克)/ 身高(米)^2,例如,一个人的身高为 1.75 米,体重为 68 千克,他的 BMI=68/(1.75)^2=22.2,当此指数为 18.5~24.9 时属正常。

第九章　药物治疗应注意的几个问题

糖尿病的发病机制复杂,人们对糖尿病药物治疗的认识经历了漫长的过程(见图19),而且还在不断的深化和完善,专业性很强。若怀疑或确诊为糖尿病的患者,一定要到正规医院的专科就诊。在医生的指导下规范治疗,安全用药,以下章节仅作为治疗时学习参考。

第一节　熟悉药性,把握适应证和禁忌证

一、口服降糖药物

口服降糖尿病药物,分为促胰岛素分泌类剂、胰岛素增敏剂和 α- 糖苷酶抑制剂三大类,其中促胰岛素分泌剂又包括磺酰脲类、噻唑烷二酮类(TZDs)、格列奈类、二肽基肽酶Ⅳ(DPP-4)抑制剂;胰岛素增敏剂包括双胍类和噻唑烷二酮类胰岛素增敏剂。

由于高血糖的药物治疗多基于导致人类血糖升高的两个主要病理生理改变——胰岛素抵抗和胰岛素分泌受损。口服降糖药根据作用效果的不同,可以分为促胰岛素分泌剂(磺脲类、格列奈类、DPP-4 抑制剂)和非促胰岛素分泌剂(双胍类、TZDs、α- 糖苷酶抑制剂)。磺脲类和格列奈类直接刺激胰岛素分泌;DPP-4 抑制剂通过减少体内 GLP-1 的分解而增加 GLP-1 浓度,从而促进胰岛素分泌;双胍类的主要药理作用为减少肝葡萄糖

的输出;TZDs 的主要药理作用为改善胰岛素抵抗;α- 糖苷酶抑
制剂的主要药理作用为延缓碳水化合物在肠道内的消化吸收。

上述降糖尿病药物中,促胰岛素分泌剂可以引发低血糖反
应,又被称为口服降糖药;而胰岛素增敏剂和 α 糖苷酶抑制剂
一般不引起低血糖反应。

(一)磺脲类药物

磺脲类药物属于促胰岛素分泌剂,主要药理作用是通过刺
激胰岛 β 细胞分泌胰岛素,增加体内的胰岛素水平而降低血糖。
临床试验显示,磺脲类药物可以使 HbA1c 降低 1%~2%,是目前
控制 2 型糖尿病患者高血糖的主要用药。目前在我国上市的磺
脲类药物主要为格列本脲、格列美脲、格列齐特、格列吡嗪和格
列喹酮。磺脲类药物如果使用不当可以导致低血糖,特别是在
老年患者和肝、肾功能不全者;磺脲类药物还可以导致体重增
加。有肾功能轻度不全的患者,宜选择格列喹酮。患者依从性
差时,建议服用每天只需服用 1 次的磺脲类缓释药物。消渴丸
是含有格列本脲和多种中药成分的固定剂量合剂。

(二)格列奈类药物

为非磺脲类的胰岛素促泌剂,我国上市的有瑞格列奈、那格
列奈和米格列奈。本类药物主要通过刺激胰岛素的早期分泌而
降低餐后血糖,具有吸收快、起效快和作用时间短的特点,可降
低 HbA1c0.3%~1.5%。此类药物需在餐前即刻服用,可单独使
用或与其他降糖药联合应用(磺脲类除外)。

格列奈类药物的常见副作用是低血糖和体重增加,但低血
糖的风险和程度较磺脲类药物轻。

(三)双胍类药物

目前临床上使用的双胍类药物主要是盐酸二甲双胍。双胍
类药物主要药理作用是通过减少肝葡萄糖的输出和改善外周胰

岛素抵抗而降低血糖（见图 20）。常作为 2 型糖尿病患者控制
高血糖的一线用药和联合用药中的基础用药。临床试验显示，
二甲双胍可以使 HbA1c 下降 1%~2%，并可使体重下降。在英
国前瞻性糖尿病研究（UKPDS）试验二甲双胍还被显示可减少
肥胖 2 型糖尿病患者心血管事件和死亡。单独使用二甲双胍不
导致低血糖，但二甲双胍与胰岛素或促胰岛素分泌剂联合使用
时可增加低血糖发生的危险性。二甲双胍的主要副作用为胃肠
道反应。表现为：金属味、厌食、恶心、呕吐、腹胀、腹泻等。服药
时从小剂量开始，逐渐加量是减少不良反应的有效方法。双胍
类药物罕见的严重副作用是诱发乳酸性酸中毒。双胍类药物中
的苯乙双胍（降糖灵），因其易引起乳酸中毒，目前临床上很少
使用。因此，双胍类药物禁用于肾功能不全（血肌酐水平男性 >
1.5 毫克 / 分升，女性 >1.4 毫克 / 分升或肾小球滤过率 <60 毫升 /
分钟）、肝功能不全、严重感染、缺氧或接受大手术的患者。在作
造影检查使用碘化造影剂时，应暂时停用二甲双胍。

（四）噻唑烷二酮类药物

噻唑烷二酮类药物（TZDs）主要通过增加靶细胞对胰岛素
作用的敏感性而降低血糖（见图 21）。目前在我国上市的 TZDs
主要有马来酸罗格列酮和盐酸吡格列酮。临床试验显示，TZDs
可以使 HbA1c 下降 1.0%~1.5%。TZDs 单独使用时不导致低血
糖，但与胰岛素或促胰岛素分泌剂联合使用时可增加低血糖发
生的风险。体重增加和水肿是 TZDs 的常见副作用，这种副作
用在与胰岛素联合使用时表现更加明显。TZDs 的使用还与骨
折和心力衰竭风险增加相关。>60 岁的老人慎用。有心力衰竭
活动性肝病或转氨酶升高超过正常上限 2.5 倍以及严重骨质疏
松和骨折病史的患者应禁用本类药物。

　　因罗格列酮的安全性问题尚存争议，其使用在我国受到较

严格的限制。对于未使用过罗格列酮及其复方制剂的糖尿病患者，只能在无法使用其他降糖药或使用其他降糖药无法达到血糖控制目标的情况下，才可考虑使用罗格列酮及其复方制剂。对于已经使用罗格列酮及其复方制剂者，应评估其心血管疾病风险，在权衡用药利弊后决定是否继续用药。

（五）α- 糖苷酶抑制剂

α- 糖苷酶抑制剂通过竞争肠壁糖的受体抑制碳水化合物在小肠上部的吸收而降低餐后血糖（见图 22）。适用于以碳水化合物为主要食物成分和餐后血糖升高的患者。国内上市的 α- 糖苷酶抑制剂有阿卡波糖、伏格列波糖和米格列醇。α- 糖苷酶抑制剂可使 HbA1c 下降 0.5%~0.8%，不增加体重，并且有使体重下降的趋势，可与磺脲类、双胍类、TZDs 或胰岛素合用。

α- 糖苷酶抑制剂的常见不良反应为胃肠道反应如腹胀、排气等。服药时从小剂量开始，逐渐加量是减少不良反应的有效方法。单独服用本类药物通常不会发生低血糖；合用 α- 糖苷酶抑制剂的患者如果出现低血糖，治疗时需使用葡萄糖或蜂蜜，而食用蔗糖或淀粉类食物纠正低血糖的效果差。

（六）二肽基肽酶 -4 抑制剂

二肽基肽酶 -4（DPP-4）抑制剂通过抑制 DPP-4 而减少胰高血糖素样肽 -1（GLP-1）在体内的失活，增加 GLP-1 在体内的水平。GLP-1 以葡萄糖浓度依赖的方式增强胰岛素分泌（见图 23），抑制胰高血糖素分泌。目前在国内上市的 DPP-4 抑制剂为西格列汀、沙格列汀和维格列汀。包括我国 2 型糖尿病患者在内的临床试验显示西格列汀可降低 HbA1c 1.0%。单独使用 DPP-4 抑制剂不增加低血糖发生的风险，也不增加体重。在有肾功能不全的患者中使用时，应注意按照药物说明书来减少药物剂量。口服降糖药分类见表 18。

表 18　口服降糖药分类

分类	代表药物	适应证	使用剂量
双胍类	二甲双胍（格华止）	2 型糖尿病	初始剂量：500 毫克，2~3 次/天，最大剂量：2.25 克/天
磺脲类	格列齐特缓释片（达美康）	饮食控制、运动疗法及减轻体重均不能满意控制血糖的 2 型糖尿病	每日 30~90 毫克，早餐后顿服，部分病例可增加至 120 毫克。
	格列美脲（亚莫利）		初始剂量：每日 1 毫克如有必要，每隔 1~2 个星期逐步增加剂量至每日 2 毫克、3 毫克、4 毫克、6 毫克糖尿病控制良好的患者，每日剂量为 1~4 毫克
格列奈类	瑞格列奈（诺和龙）	饮食控制、减轻体重及运动锻炼不能有效控制血糖的 2 型糖尿病患者	起始剂量：0.5~2 毫克/次，一天 3 次 最大推荐剂量为 4 毫克/次，16 毫克/日
噻唑烷二酮类	吡格列酮（艾可拓）	仅用于单纯饮食、运动疗法或加用磺脲类、双胍类、α- 糖苷酶抑制剂或胰岛素未能得到满意血糖控制，推断为有胰岛素抵抗性的 2 型糖尿病患者	无充血性心力衰竭的患者：起始剂量为 1 日 1 次 15 毫克或 30 毫克 充血性心力衰竭的患者：起始推荐剂量为 1 日 1 次 15 毫克 最大剂量 1 次 45 毫克
α- 葡萄糖苷酶抑制剂	阿卡波糖（拜唐苹）	配合饮食，用于 2 型糖尿病，降低糖耐量减低者的餐后血糖	初始剂量：25 毫克 Qd 最大剂量：≤60 千克：50 毫克 Tid；>60 千克：100 毫克 Tid

续表

分类	代表药物	适应证	使用剂量
DPP-4 抑制剂	阿格列汀（尼欣那）	配合饮食控制和运动，单药用于改善 2 型糖尿病患者的血糖控制；或单用二甲双胍不能有效控制血糖时，可以与二甲双胍联合使用	推荐剂量:25 毫克 Qd 轻度肾功能受损患者(肌酐清除率[CrCl]≥60 毫升/分钟)不需调整剂量;中度肾功能受损患者(肌酐清除率[CrCl]≥30 至 <60 毫升/分钟)剂量为 12.5 毫克 Qd;重度肾功能受损(肌酐清除率[CrCl]≥15 至 <30 毫升/分钟)或终末期肾功能衰竭(ESRD)(CrCl<15 毫升/分钟或需要血液透析)剂量为 6.25 毫克 Qd

二、注射降糖药物

（一）胰高糖素样多肽 1 受体拮抗剂

胰高糖素样多肽 1(GLP-1)受体激动剂通过激动 GLP-1 受体而发挥降低血糖的作用见图 24。GLP-1 受体激动剂以葡萄糖浓度依赖的方式增强胰岛素分泌、抑制胰高血糖素分泌，并能延缓胃排空，通过中枢性的食欲抑制来减少进食量。目前国内上市的 GLP-1 受体激动剂为艾塞那肽和利拉鲁肽，均需皮下注射。包括我国 2 型糖尿病患者在内的临床试验显示艾塞那肽可以使 HbA1c 降低 0.8%，利拉鲁肽的疗效和格列美脲相当。GLP-1 受体激动剂可以单独使用或与其他口服降糖药联合使用。GLP-1 受体激动剂有显著的降低体重作用，单独使用不明显增加低血糖发生的风险。GLP-1 受体激动剂的常见胃肠道不良反应(如恶心,呕吐等)多为轻到中度,主要见于初始治疗时,副作用可随治疗时间延长逐渐减轻。有胰腺炎病史的患者禁用此类药物。

建议:GLP-1受体激动剂在各注射部位,其药代动力学未见部位特异性,因此可以在任何常规注射部位进行注射。

关于GLP-1受体激动剂注射部位的轮换和针头长度的选择,目前应遵循现有的胰岛素注射推荐意见,但有待更深入的研究。

(二)胰岛素

胰岛素治疗是控制高血糖的重要手段。1型糖尿病患者需依赖胰岛素维持生命,也必须使用胰岛素控制高血糖而减少糖尿病并发症发生的风险。2型糖尿病患者虽然不需要胰岛素来维持生命,但由于口服降糖药的失效或存在口服药使用的禁忌证时,仍需要使用胰岛素控制高血糖,以消除糖尿病的高血糖症状和减少糖尿病并发症发生的危险。在某些时候,尤其是病程较长时,胰岛素治疗可能是最主要的、甚至是必需的控制血糖措施。

医务人员和患者必须认识到,与口服药治疗相比,胰岛素治疗涉及更多的环节,如药物选择、治疗方案、注射装置、注射技术、自我血糖监测、根据血糖监测结果所采取的行动等。胰岛素治疗要比口服药治疗更需要医务人员和患者间的合作。开始胰岛素治疗后应继续指导患者坚持饮食控制和运动,并加强对患者的教育和指导,鼓励和指导患者进行自我血糖监测,并掌握根据血糖监测结果来适当调节胰岛素剂量的技能,以控制高血糖和预防低血糖的发生。所有开始胰岛素治疗的患者都应接受教育,以了解低血糖发生的危险因素、症状以及自救措施。

根据来源和化学结构的不同,胰岛素可分为动物胰岛素、人胰岛素和胰岛素类似物。根据作用特点的差异,胰岛素又可分为超短效胰岛素类似物、常规(短效)胰岛素、中效胰岛素、长效胰岛素(包括长效胰岛素类似物)和预混胰岛素(包括预混胰岛素类似物)。临床试验证明,胰岛素类似物与人胰岛素相比控制血糖的能力相似,但在模拟生理性胰岛素分泌和减少低血糖发生风险方面胰岛素类似物优于人胰岛素。常用胰岛素作用特点及作用持续时间见表19、图25。

表 19　常用胰岛素及其作用特点

分类	代表药	起效时间	峰值时间	作用持续时间
长效胰岛素	甘精胰岛素	2~3 小时	无峰值	长达 30 小时
中效胰岛素	精蛋白锌重组人胰岛素	2.5~3 小时	5~7 小时	13~16 小时
速效胰岛素类似物	门冬胰岛素	10~15 分钟	1~2 小时	4~6 小时
短效胰岛素	常规人胰岛素	15~60 分钟	2~4 小时	5~8 小时
预混胰岛素	预混门冬胰岛素 30	10~20 分钟	1~4 小时	14~24 小时

　　1. 胰岛素在起始治疗中基础胰岛素的使用

　　(1)基础胰岛素包括长效胰岛素类似物和中效人胰岛素。当仅使用基础胰岛素治疗时,不必停用胰岛素促分泌剂。

　　(2)使用方法:继续口服降糖药治疗,联合中效人胰岛素或长效胰岛素类似物睡前注射。起始剂量为 0.2 单位 /(千克·天)。根据患者空腹血糖水平调整胰岛素用量,通常每 3~5 天调整 1 次,根据血糖的水平每次调整 1~4 单位直至空腹血糖达标。

（3）如 3 个月后空腹血糖控制理想，但 HbA1c 不达标，应考虑调整胰岛素治疗方案。

2. 起始治疗中预混胰岛素的使用

（1）预混胰岛素包括预混人胰岛素和预混胰岛素类似物。根据患者的血糖水平，可选择每日 1~2 次的注射方案。当使用每日 2 次注射方案时，应停用胰岛素促泌剂。

（2）每日 1 次预混胰岛素：起始的胰岛素剂量一般为 0.2 单位 /（千克·天），晚餐前注射。根据患者空腹血糖水平调整胰岛素用量，通常每 3~5 天调整 1 次，根据血糖的水平每次调整 1~4U 直至空腹血糖达标。

（3）每日 2 次预混胰岛素：起始的胰岛素剂量一般为 0.2~0.4 单位 /（千克·天），按 1:1 的比例分配到早餐前和晚餐前。根据空腹血糖和晚餐前血糖分别调整早餐前和晚餐前的胰岛素用量，每 3~5 天调整 1 次，根据血糖水平每次调整的剂量为 1~4 单位，直到血糖达标。

（4）1 型糖尿病在蜜月期阶段，可以短期使用预混胰岛素每日 2~3 次注射。预混胰岛素不宜用于 1 型糖尿病的长期血糖控制。

3. 胰岛素的强化治疗方案

（1）多次皮下注射胰岛素：在上述胰岛素起始治疗的基础上，经过充分的剂量调整，如患者的血糖水平仍未达标或出现反复的低血糖，需进一步优化治疗方案。可以采用餐时 + 基础胰岛素或每日 3 次预混胰岛素类似物进行胰岛素强化治疗。使用方法如下：

1）餐时 + 基础胰岛素：根据睡前和三餐前血糖的水平分别调整睡前和三餐前的胰岛素用量，每 3~5 天调整 1 次，根据血糖水平每次调整的剂量为 1~4U，直到血糖达标。

开始使用餐时＋基础胰岛素方案时,可在基础胰岛素的基础上采用仅在一餐前(如主餐)加用餐时胰岛素的方案。之后根据血糖的控制情况决定是否在其他餐前加用餐时胰岛素。

2)每日3次预混胰岛素类似物:根据睡前和三餐前血糖血糖水平进行胰岛素剂量调整,每3~5天调整1次,直到血糖达标。

(2)持续皮下胰岛素输注(CSⅡ):是胰岛素强化治疗的一种形式,需要使用胰岛素泵来实施治疗。经CSⅡ给入的胰岛素在体内的药代动力学特征更接近生理性胰岛素分泌模式。与多次皮下注射胰岛素的强化胰岛素治疗方法相比,CSⅡ治疗与低血糖发生的风险减少相关。在胰岛素泵中只能使用短效胰岛素或速效胰岛素类似物。

CSⅡ的主要适用人群有:1型糖尿病患者;计划受孕和已孕的糖尿病妇女或需要胰岛素治疗的妊娠糖尿病患者;需要胰岛素强化治疗的2型糖尿病患者。

4. 特殊情况下胰岛素的应用

(1)初诊糖尿病患者血糖较高者:对于血糖较高的初发2型糖尿病患者,口服药物很难在短期内使血糖得到满意的控制和改善高血糖症状。临床试验显示在血糖水平较高的初发2型糖尿病患者中采用胰岛素治疗可显著改善高血糖所导致的胰岛素抵抗和β细胞功能下降。故新诊断的2型糖尿病伴有明显高血糖时可以短期使用胰岛素治疗,在高血糖得到控制和症状缓解后可根据病情调整治疗方案,如改用口服药治疗或医学营养治疗和运动治疗。应注意加强血糖的监测,及时调整胰岛素剂量,并注意尽量避免低血糖的发生。

(2)围手术期(见相关章节)

（3）感染（见相关章节）

（4）妊娠（见相关章节）

第二节　胰岛素注射药物的选择、注射装置和注射技术

患者在医生指导下使用药物,并可以根据个人需要和经济状况选择胰岛素注射装置。常见有胰岛素注射器、胰岛素注射笔（胰岛素笔或特充装置）、或胰岛素泵。

胰岛素注射装置的合理选择和正确的胰岛素注射技术是保证胰岛素治疗效果的重要环节。接受胰岛素治疗的患者应接受与胰岛素注射技术相关的教育以掌握正确的胰岛素注射技术。

一、注射药物的选择

胰岛素根据其来源和化学结构可分为动物胰岛素,人胰岛素和胰岛素类似物。动物胰岛素主要来源于猪和牛的胰脏,其结构组成与人胰岛素有一定差别。人胰岛素是通过基因工程由酵母菌或大肠杆菌合成,结构与人体内的胰岛素完全一致;人胰岛素类似物是通过将人胰岛素的结构略加改变,以求达到超短效和长效的目的。动物胰岛素因呈酸性不可提前预混,当同时使用甘精胰岛素或短效（常规）胰岛素等酸性胰岛素时可以混合使用,但应注意先抽短效后抽长效。

根据药物动力学特点的不同,临床使用的胰岛素制剂可被分为超短效胰岛素类似物、短效（常规）胰岛素、中效胰岛素、长效胰岛素制剂（包括长效胰岛素和长效胰岛素类似物）和预混胰岛素制剂（包括预混胰岛素和预混胰岛素类似物）。详见表20。

表 20　临床常见胰岛素类型

作用特点	胰岛素类型	通用名	商品名	公司
超短效（速效）	胰岛素类似物	门冬胰岛素注射液	诺和锐	诺和诺德
		赖脯胰岛素	优泌乐	礼来
		赖脯胰岛素	速秀霖	甘李药业
短效	动物源胰岛素	中性胰岛素注射液	/	万邦医药
	人胰岛素	生物合成人胰岛素	诺和灵 R	诺和诺德
		重组人胰岛素注射液	优思灵 R	联邦制药
		基因重组人胰岛素	优泌林 R	礼来
		重组人胰岛素注射液	重和林 R	拜耳
		常规重组人胰岛素注射液	甘舒霖 R	通化东宝
中效	动物源胰岛素	低精蛋白锌胰岛素注射液	万苏林	万邦医药
	人胰岛素	低精蛋白生物合成（重组）人胰岛素	诺和灵 N	诺和诺德
		精蛋白锌重组人胰岛素	优泌林 N	礼来
		精蛋白重组人胰岛素注射液	重和林 N	拜耳
		低精蛋白重组人胰岛素注射液	甘舒霖 N	通化东宝
		精蛋白重组人胰岛素注射液	优思灵 N	联邦制药
长效	动物源胰岛素	精蛋白锌胰岛素注射液	/	万邦医药
	动物胰岛素	精蛋白锌胰岛素	精蛋白锌胰岛素	第一生化
	胰岛素类似物	甘精胰岛素	来得时	赛诺菲 - 安万特
			长秀霖	甘李药业
		地特胰岛素	诺和平	诺和诺德

续表

作用特点	胰岛素类型	通用名	商品名	公司
预混	动物源胰岛素	精蛋白锌胰岛素注射液（30R）	/	万邦医药
	人胰岛素	低精蛋白生物合成（重组）人胰岛素预混	诺和灵 30R	诺和诺德
			诺和灵 50R	诺和诺德
		预混精蛋白锌重组人胰岛素	优泌林 70/30	礼来
		精蛋白重组人胰岛素注射液（预混 30/70）	重和林 M30	拜耳
		30/70 混合重组人胰岛素注射液	甘舒霖 30R	通化东宝
		50/50 混合重组人胰岛素注射液	甘舒霖 50R	通化东宝
		精蛋白重组人胰岛素混合注射液 30/70	优思灵 30R	联邦制药
		精蛋白重组人胰岛素混合注射液 50/50	优思灵 50R	联邦制药
	胰岛素类似物	门冬胰岛素 30	诺和锐 30	诺和诺德
		预混精蛋白锌重组赖脯胰岛素（25）	优泌乐 25	礼来
		预混精蛋白锌重组赖脯胰岛素（50）	优泌乐 50	礼来

注：以上资料仅供参考，详细参见《国家药典》或厂家产品说明书。

1. 超短效胰岛素类似物　超短效（速效）胰岛素类似物主要用于餐时胰岛素，在餐前皮下注射，不需提前若干时间。

建议：超短效胰岛素类似物的吸收速率不受注射部位的影响，可以在任何注射部位给药。

目前,尚无关于超短效胰岛素类似物在运动状态肌肉中吸收率的研究,仍需要避免肌内注射。

2. 短效(常规)胰岛素 与超短效胰岛素类似物相比,短效(常规)胰岛素吸收入血的速度相对缓慢,故不能模拟人体生理性的胰岛素分泌。短效(常规)胰岛素主要被用做餐时胰岛素,必须在进餐前 30~45 分钟注射,以使胰岛素的吸收峰与餐后碳水化合物的吸收峰相吻合。

建议:胰岛素在腹部的吸收速度较快,因此短效胰岛素的注射部位首选腹部。

3. 中效胰岛素(NPH) NPH 被改良为混悬状态,这样延迟了它们从注射部位的吸收,从而使它们具有更长的作用时间。NPH 胰岛素比短效(常规)胰岛素有更长的作用时间,NPH 在注射后 2.5~3 小时开始起效,持续作用 13~16 小时。NPH 的吸收峰值出现在注射后 5~7 小时,存在明显的作用峰值,可导致低血糖,尤其在大剂量注射后,其低血糖发生风险更高。

建议:为避免因快速吸收引发的严重低血糖反应,因此应避免肌内注射 NPH。

胰岛素在大腿和臀部的吸收速度较慢,因此当 NPH 作为基础胰岛素时,其首选注射部位是大腿和臀部。

为降低夜间低血糖发生风险,在可能的情况下,单用 NPH 应尽量在睡前给药,而避免在晚餐时给药。

4. 长效胰岛素及其类似物 长效胰岛素及其类似物包括动物长效胰岛素与长效胰岛素类似物。

长效胰岛素及其类似物的主要作用是提供一个基础的胰岛素水平,它没有或仅有小的药理/生理作用峰。长效胰岛素及其类似物在注射后约 4 小时开始起作用,8~10 小时达峰,持续作用 20 小时。在临床实际应用中,它的生物作用类似于中效胰岛素。目前动物长效胰岛素在临床中较少使用,其推荐同长效胰岛素类似物。

目前临床应用的长效人胰岛素类似物有两种:甘精胰岛素和地特胰岛素。与长效和中效胰岛素相比,甘精胰岛素在血中的浓度更加稳定,它比人胰岛素具有更高的等电电位,并能在皮下组织的中性环境中沉淀,这使得它具有更长的持续作用时间。甘精胰岛素比动物长效胰岛素吸收更加缓慢,并且无明显的作用峰值,从而降低了夜间低血糖事件。地特胰岛素是另一种长效胰岛素类似物,它与血浆白蛋白结合的方式与众不同。由于白蛋白和脂酰化的胰岛素之间的结合是可逆的,当注射地特胰岛素后,98% 的胰岛素可与血浆白蛋白结合,此后再逐渐被缓慢释放,因此地特胰岛素具有更长效的作用。

建议:为防止严重的低血糖反应发生,应避免肌内注射长效胰岛素和长效胰岛素类似物。

对于接受长效胰岛素注射后进行运动的患者,必须给予低血糖警告。

5. 预混胰岛素及预混胰岛素类似物　目前,预混胰岛素制剂主要有预混胰岛素与预混胰岛素类似物。预混胰岛素制剂为NPH 和常规(短效)或速效胰岛素按照一定比例配成的混合制剂。使用预混胰岛素能避免患者自行混合两种胰岛素过程中所存在的一些潜在的问题,同时简化了注射前的步骤,因此降低患者操作时出现错误的几率。

建议:早餐前注射常规(短效)胰岛素 /NPH 的预混胰岛素制剂时,首选注射部位是腹部,以加快常规(短效)胰岛素的吸收,便于控制早餐后的血糖波动。

晚餐前注射任何含有中效胰岛素(NPH)的预混胰岛素制剂时,首选注射部位是臀部或大腿,以延缓中效胰岛素(NPH)

的吸收,减少夜间低血糖的发生。

二、胰岛素注射装置及使用方法

(一)胰岛素专用注射器及使用方法

　　传统的注射装置包括注射器和针头,这种注射方式更具灵活性,胰岛素剂量可随时调整,并允许将不同类型的胰岛素制剂进行混合以减少每日的注射次数。(胰岛素专用注射器见图 26)但同时,此种注射方式为确保精确抽取和注射胰岛素剂量,要求患者有良好的视力和灵活的双手。因此,在为患者选择注射装置时,除根据患者个人喜好和需要来进行选择之外,还应特别关注那些视力不佳、手的灵活性欠佳或混合胰岛素有困难的患者,应根据这些患者的实际情况和各种注射装置的优缺点来选择合适的注射装置。

　　目前,在世界范围内有许多糖尿病患者仍将注射器作为主要的注射装置。带有可拆式针头的注射器不适用于胰岛素注射,固定针头的注射器减小死腔体积,剂量准确度较高,还可按需求混合胰岛素。此外,与胰岛素注射笔相比,胰岛素专用注射器价格便宜,患者较易接受。其缺点是,使用胰岛素专用注射器时,需要在每次注射前抽取胰岛素,携带和注射也较为不便,不利于增加注射剂量的准确性。

　　由于和某些胰岛素瓶塞之间存在兼容性问题,因此目前没有针头长度小于 8 毫米的胰岛素专用注射器。

　　建议:抽取胰岛素前,先用注射器吸入体积与胰岛素剂量相当的空气,然后将空气注入胰岛素瓶内,从而使胰岛素更易抽取。

　　若注射器内有气泡,可轻轻敲打注射器针筒使气泡积聚到注射器上部的药液表面,然后推动内塞排出气泡。

　　与胰岛素注射笔不同,注射器内塞推压到位即可拔出,无需在皮下停留 10 秒即可拔出,注射器只能一次性使用。

(二)胰岛素注射笔及使用方法

胰岛素注射笔可分为胰岛素特充注射笔和笔芯可更换的胰岛素注射笔。胰岛素特充注射笔是一种预充3毫升(含300单位)胰岛素的一次性注射装置,无需更换笔芯,用完后废弃。笔芯可更换胰岛素注射笔由注射笔和胰岛素笔芯构成,笔芯中的胰岛素一旦用完,需要更换新的笔芯,而注射笔可重复使用。但目前同一品牌的胰岛素注射笔只能与同一品牌的胰岛素搭配,其使用方法也存在一定差异。

胰岛素注射笔上标有剂量刻度,其使用的注射笔用针头非常细小,因此能减少注射时的痛苦和患者的精神负担。此外,胰岛素注射笔使用方便,便于携带,十分适合用于一日多次的胰岛素治疗方案。但由于不同的胰岛素不能被混用,因此当使用不同类型的胰岛素时,不能自由配比,除非使用预混胰岛素,否则需要分别进行两次注射,具有一定的局限性。

建议:注射前,为保证药液通畅并消除针头死腔,可按厂家说明书推按注射笔按钮,确保至少一滴药液挂在针尖上。

每套注射笔和笔芯只能用于一个患者,绝不能在患者之间共用。

为防止空气或其他污染物进入笔芯和药液渗漏,注射笔的针头在使用后应套上外针帽后废弃,不得留在注射笔上。

在完全按下拇指摁钮后,应在拔出针头前至少停留 10 秒,从而确保药物剂量全部被注入体内,同时防止药液渗漏。药物剂量较大时,有必要超过 10 秒。

注射笔的针头只能一次性使用。

1. 注射笔用针头　人体不同组织对胰岛素的吸收存在差异。当皮下注射胰岛素后,最大的吸收峰出现在 1~2 小时,吸收曲线的上升和下降较为平缓,胰岛素的作用较为稳定、持久。而当肌内注射后,胰岛素的吸收特征截然不同:胰岛素水平急剧上升,峰值出现过早,胰岛素的作用消失过快,不能持续应有的时间。此外,静止状态和运动状态肌肉的胰岛素吸收状况也有很大差异。因此,胰岛素应当被注射到皮下。

选择长度合适的注射笔用针头至关重要。应充分考虑患者的身体状况、药理学和心理学等多种因素,为患者进行个体化的选择。

2. 儿童和青少年注射注意事项　儿童的皮肤厚度较成年人略小,并随着年龄的增长而增厚。青春期前,两性的皮下组织的结构基本相同,青春期后女孩的皮下脂肪增厚,而男孩的皮下组织厚度略有减少。因此,男孩长期注射发生肌内注射的风险更大。此外,儿童和青少年肥胖现象日益严重,这也是一个需要考虑的因素。

建议:儿童及青少年患者应使用长度为 4 毫米、5 毫米或 6 毫米的针头。身材较瘦或选择四肢部位进行注射的患者,尤其当选用 5 毫米或 6 毫米的针头时,需捏起皮肤形成皮褶后再行注射。

在儿童和青少年中,没有任何医学证据推荐使用长度超过 6 毫米的针头。

使用 6 毫米针头时可采取呈角度进针(45 度角)以代替捏皮。

在大多数儿童和青少年中,使用 4 毫米针头可以不捏皮,90 度垂直进针。但在有些患者中可能仍需捏皮注射,尤其是较为消瘦的孩子。

鉴于长针头增加肌内注射的风险,儿童和青少年患者应尽量避免使用 8 毫米针头。如果只有 8 毫米针头(如目前使用注射器的患者),则应捏皮并以 45 度注射。还有一种选择是使用针头缩短器,或选择在臀部注射。

注射时应避免按压皮肤出现凹陷,以防止针头刺入过深而达到肌肉组织。

选择上臂为注射部位时需捏皮注射。考虑到操作难度,患者自行注射时,除非使用短针头(4 毫米、5 毫米),否则不推荐在上臂注射。

3. 成人 成人皮肤的厚度非常恒定,不同注射部位、年龄、种族、BMI 及性别的皮肤平均厚度大致在 1.9~2.4 毫米之间;注射部位的皮肤厚度极少超过 3 毫米。但是皮下组织厚度可因性别、身体部位和体重指数的不同而有很大差异,图 27 对男性和女性皮下组织厚度的测量结果进行了总结。由图可见,即使是常用注射部位,其皮下脂肪组织也可能较薄,因此注射时也应严格注意,避免肌内注射风险。

建议:4 毫米、5 毫米和 6 毫米针头适用于所有成人患者,包括肥胖患者,并且在注射时通常无需捏起皮肤,特别是 4 毫米针头(详见图 28)。

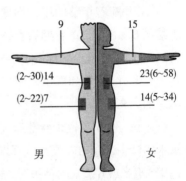

图 27 成年男性和女性的皮下组织厚度(mm)

注:括号外为平均值,括号内为最小值和最大值的范围。

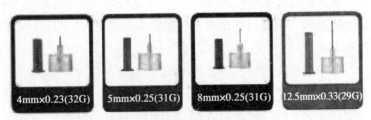

4mm×0.23(32G)　5mm×0.25(31G)　8mm×0.25(31G)　12.5mm×0.33(29G)

图 28 临床可供选择的针头

成人患者采用较短针头（4毫米、5毫米和6毫米）注射时，应使针头与皮肤表面呈90度垂直进针。

在四肢或脂肪较少的腹部进行注射时，为防止肌内注射，甚至在使用4毫米和5毫米针头时，可捏皮注射。使用6毫米针头时，可以采用捏皮或45度角注射。

在成人中，没有任何医学证据推荐使用长度超过8毫米的针头。初始注射治疗应采用较短的针头。

使用长度≥8毫米针头的患者，为避免肌内注射，应捏皮注射或以45度角注射。

（三）胰岛素泵及使用方法

胰岛素泵是采用人工智能控制的胰岛素输入装置，通过持续皮下胰岛素输注的方式，模拟人体胰岛素的生理性分泌。胰岛素泵在有效降低血糖的同时，能够精细调节夜间基础输注量，降低夜间低血糖的发生率。此外，胰岛素泵能减少多次皮下注射胰岛素给糖尿病患者带来的痛苦，从而增加患者生活的自由度，提高患者对治疗的依从性。胰岛素泵最大的缺点是价格较为昂贵。此外，胰岛素泵对使用者的要求（如自我血糖监测、生活自理能力和经济能力等）较高，需能够进行自我血糖监测，有良好的生活自理能力和控制血糖的主动性，有一定的文化知识和理解能力，以及有一定的经济能力等。

（四）无针注射器及使用方法

目前，临床可供选择的无针注射器是一种利用高压气流喷射原理，以喷雾的形式将胰岛素通过注射器的微孔快速注入皮下；另一种则是利用超声波作用于人体皮肤表面的角质层，从而形成一个可逆的"微通道"，从而将药液导入皮下。与注射笔头相比，无针注射器注入的药液具有分布广，扩散快，吸收亦快且均匀的特点。而且，无针注射器最大的优势在于它不需要针头,可以消除针头注射引起的疼痛和恐惧感。其缺点是价格较高,拆洗安装过程较为复杂,且瘦弱的患者往往可造成皮肤青肿。详见表21。

表21 临床常用注射装置的优点与缺点比较

注射装置	优点	缺点
胰岛素专用注射器	价格便宜; 能够按需混合胰岛素。	使用时需抽取胰岛素,携带和注射较为不便。
胰岛素注射笔	注射笔上标有刻度,剂量更加精确;免去繁琐的胰岛素抽取过程,携带及使用方便;针头细小,减轻注射疼痛。	当使用不同类型的胰岛素时,不能自由配比,除非使用预混胰岛素,否则需分次注射。
胰岛素泵	模拟人体胰岛素的生理性分泌,在有效降低血糖的同时,减少夜间低血糖的发生;操作简便,生活自由度大,尤为适合生活不规律的患者。	价格较为昂贵;胰岛素泵需24小时佩戴,有时感到不便;对使用者要求(如自我血糖监测、生活自理能力和经济能力等)较高。
无针注射器	药液分布广、扩散快,吸收快且均匀;消除针头注射引起的疼痛和恐惧感。	价格较高,拆洗安装过程较为复杂,且瘦弱的患者往往可造成皮肤青肿。

三、注射技术

注射技术在糖尿病药物注射治疗中扮演重要角色,涉及注射部位的选择和轮换、捏皮的手法、注射角度的选择和注射器械的废弃等多个方面。

(一)注射部位的选择

尽管透过衣物注射不会引起不良后果,但当用这种方式注射时,患者无法捏起皮肤以及观察注射部位,因此这种注射方式并不理想。

建议:餐时注射的短效胰岛素等,最好选择腹部。

希望胰岛素的吸收速度较缓时,可以选择臀部。臀部注射可以最大限度地降低注射至肌肉层的风险。

给少儿患者注射中效或者长效胰岛素时,最好选择臀部或者大腿。

(二)注射部位的轮换

注射胰岛素后产生局部硬结和皮下脂肪增生是胰岛素治疗的常见并发症之一,注射部位的轮换是有效的预防方法,这种轮换包括不同注射部位之间的轮换和同一注射部位内的轮换。

建议:一种已经证实有效的注射部位轮换方案:将注射部位分为四个等分区域(大腿或臀部可等分为两个等分区域),每周使用一个等分区域并始终按顺时针方向进行轮换(见图29)。

在任何一个等分区域内注射时,每次的注射点都应间隔至少1厘米,以避免重复的组织损伤。

从注射治疗一开始,就应教会患者掌握一套简单易行的注射部位轮换方案,每次患者就诊时,医护人员都应检查患者轮换方案的执行情况。

注射部位不同,其胰岛素吸收速率不同。因此,为了准确预测每次注射胰岛素后的药效,必须严格遵守"每天同一时间,注射同一部位""每天不同时间,注射不同部位"或"左右轮换"。一旦发现注射部位有疼痛、凹陷、硬结的现象出现,应立即停止在该部位注射,直到症状消失。

建议:胰岛素属于生长因子,有促合成作用,反复在同一部位注射会导致该部位皮下脂肪增生而产生硬结,在该部位注射胰岛素将导致药物吸收率下降,吸收时间延长,进而导致血糖波动。因此,在平时的注射中要注意注射部位的轮换。

(三)注射部位的检查和消毒

建议:患者应于注射前检查注射部位。

一旦发现注射部位出现皮下脂肪增生、炎症或感染,应更换注射部位。

注射时,应保持注射部位的清洁。

当注射部位不洁净,或者患者处于感染易于传播的环境(如:医院或疗养院),注射前应消毒注射部位。

(四)捏皮

注射前,应逐一检查相应的注射部位,根据患者的体型、注射部位以及针头的长度,以确定是否需要采用捏皮注射及注射角度。当皮肤表面到肌肉间的推测距离短于针头长度时,捏起皮肤可以使该部位的皮下组织深度变深,能够有效提升注射安全性。捏皮的正确手法是用拇指、食指和中指提起皮肤。如果用整只手来提捏皮肤,有可能将肌肉及皮下组织一同捏起,导致肌内注射。

建议:所有患者在起始胰岛素治疗时就应掌握捏皮的正确方法。

捏皮时力度不得过大导致皮肤发白或疼痛。

不能用整只手来提捏皮肤,以避免将肌肉及皮下组织一同提起。

捏皮注射的最佳步骤为:捏起皮肤形成皮褶;和皮褶表面呈90度进针后,缓慢推注胰岛素;

当活塞完全推压到底后,针头在皮肤内停留至少10秒钟(采用胰岛素笔注射);拔出针头,松开皮褶。

（五）进针角度

为保证将胰岛素注射至皮下组织,在不捏皮的情况下可以45度角进行注射,以增加皮下组织的厚度,降低注射至肌肉层的危险见图30、图31。

建议:使用较短(4毫米或5毫米)的针头时,大部分患者无需捏起皮肤,可90度垂直进针。

使用较长(6~8毫米)的针头时,需要捏皮和(或)45度角进针以降低肌内注射风险。使用各种长度针头注射时的进针角度见图32。

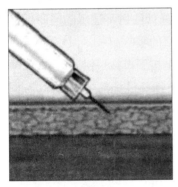

图30 不捏皮的情况下以
45度角进行注射

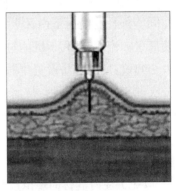

图31 捏皮注射时正确的
注射角度

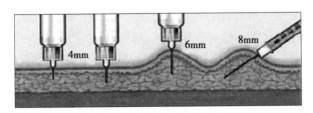

图32 使用各种长度针头注射时的进针角度

(六) 针头留置时间

在临床操作中发现,使用胰岛素笔注射拔针后,针头可能会发生漏液的现象,使胰岛素利用度降低,从而影响血糖控制的效果。这是由于胰岛素笔的针头较为纤细,推注药液时药液注入体内的时间相对延长,且随着注射剂量的不断增加,注射后针尖所在的原部位药液吸收的速度会随着剂量的增加而减缓。延长针头留置时间可减少胰岛素漏液的现象。针头留置时间与注射剂量、针头长度等特征有关。

药液的流速还与注射笔用针头的内径有关,针头的内径越大,其药液流速越快。目前,临床上有采用"薄壁"设计的针头,在同等外径的情况下内径更大,在降低注射不适感的同时保证胰岛素的流速,更利于机体对胰岛素的吸收。

建议:使用胰岛素笔注射在完全按下拇指摁钮后,应在拔出针头前至少停留 10 秒,从而确保药物剂量全部被注入体内,同时防止药液渗漏。药物剂量较大时,有必要超过 10 秒。

与胰岛素注射笔不同,注射器内塞推压到位即可拔出,无需在皮下停留 10 秒即可拔出。

(七) 注射器材的规范废弃

使用后的注射器或注射笔用针头属于医疗污染锐器,不合理的处置不仅会伤及他人,也会对环境造成一定的污染。

废弃针头或者注射器的最佳方法是,将注射器或注射笔用针头套上外针帽后放入专用废弃容器内。

建议:医护人员和患者必须熟知国家有关医疗废弃物处理的相关规定。

所有医护人员从注射治疗开始,就应教会患者如何正确废弃注射器材。

医护人员应向患者说明可能发生于患者家人(如刺伤儿

童)和服务人员(如垃圾收运工和清洁工)的不良事件。

任何情况下都不能将未处理的注射器材丢入公共垃圾桶或者垃圾场。

(八)针头重复使用的危害

推荐注射笔用针头一次性使用,在完成注射后应立即卸下,套上外针帽后废弃,而不应留置在胰岛素笔上。这样可以避免空气(或其他污染物)进入笔芯或笔芯内药液外溢,进而影响注射剂量的准确性,有助于平稳控制血糖,并最终减少医疗费用。

建议:注射笔用针头应一次性使用。

(九)并发症

1. 皮下脂肪增生　许多糖尿病患者长期注射胰岛素后,注射部位的皮下组织出现增厚的"橡皮样"病变,质地硬,或呈疤痕样改变。有些病变不易被肉眼观察到,因此临床诊断时须视诊和触诊并用。通过触诊,正常的部位捏起皮肤较薄,而发生皮下脂肪增生的部位则相反。

建议:患者(尤其是已经出现皮下脂肪增生的患者)每次就诊时,医护人员应对其注射部位进行检查。每个注射部位至少每年检查一次(儿童患者最好每次就诊时都检查)。医护人员应教会患者自己检查注射部位,并培训他们如何发现皮下脂肪增生。

用墨水笔在皮下脂肪增生部位的两端,即正常皮肤与"橡皮样"病变的交界处做标记,测量并记录病变的大小以便长期随访。若病变部位肉眼可见,应同时拍照以便长期随访。

病变组织恢复正常通常需要数月至数年,在此之前,不得在此部位进行注射,注射部位由病变组织转换至正常组织时,通常需要减少胰岛素的注射剂量。注射剂量的实际变化因人而异,并在频繁血糖监测的指导下进行。

目前,预防和治疗皮下脂肪增生的策略包括:使用纯度高的人胰岛素制剂,每次注射时规范检查注射部位,轮换注射部位时范围更广,不重复使用针头。

2. 疼痛 多数胰岛素注射是无痛的,除非针头直接触及神经末梢,但这种情况并不常见。然而,有些患者可因异常敏感而感觉疼痛。

减轻注射疼痛的建议包括:

室温保存正在使用的胰岛素;

如果使用酒精对注射部位进行消毒,应于酒精彻底挥发后进行注射;

避免在体毛根部注射;

选用直径较小、长度较短的针头;

每次注射使用新针头。

3. 出血和淤血 注射针头有时会触到血管,导致局部出血或淤血,但注射部位局部出血或淤血并不会给胰岛素的吸收或者糖尿病的整体管理带来不良的临床后果。

(十)胰岛素注射相关问题

1. 胰岛素的贮存 胰岛素是一种精细的蛋白质分子,其稳定性易受各种因素,如温度、光照情况和振动等的影响。因此,必须时刻关注可能缩短胰岛素有效期或者降低药效的各种因素。

最主要的因素之一是温度。在低于 0℃ 的条件下,胰岛素的活性会遭到破坏;一旦温度超过 25℃,胰岛素的活动性会降低。因此,保存胰岛素时,应避免极端的温度条件。未开封的胰岛素(包括瓶装胰岛素、胰岛素笔芯和胰岛素特充注射笔)应储藏在 2~8℃ 的环境中,避免冷冻和阳光直射,防止反复震荡。研究表明,已开封的胰岛素可室温保存,在28天内使用是无菌的,但随着存放时间的延长,药物效价呈下降趋势,因此应减少药液开启后的存放时间。

建议:已开封的瓶装胰岛素或胰岛素笔芯可在室温下保存(保存期为开启后一个月内,且不能超过保质期)

未开封的瓶装胰岛素或胰岛素笔芯应储藏在2℃~8℃的环境中,切勿冷冻。免受热或阳光照射,防止震荡。有必要培训患者,在抽取胰岛素之前,先确认是否存在结晶体、浮游物或者颜色变化等异常现象。

2. 胰岛素的混匀 中效胰岛素(NPH)和预混胰岛素为云雾状的混悬液,在注射前须摇晃混匀,若混匀不充分易造成胰岛素注射浓度不稳定,导致吸收不稳定,不利于血糖的平稳控制。但患者对于胰岛素混匀的方法却知之甚少。

建议:在使用混悬胰岛素(如NPH和预混胰岛素)之前,应将胰岛素水平滚动和上下翻动各10次,使瓶内药液充分混匀,直至胰岛素转变成均匀的云雾状白色液体。

(十一) 特殊人群的胰岛素注射

1. 儿童 应认识到对于儿童糖尿病患者,在为其制定注射治疗方案时,应充分考虑儿童的心理与生理因素。

2. 妊娠 妊娠伴有糖尿病(包括任何类型的糖尿病)的患者,若继续在腹部注射,应捏皮注射。妊娠期的后三个月应避免在脐周注射,妊娠后期内如有剖宫产手术风险者,建议避免在腹部注射。可在侧腹部捏皮注射。

3. 注射程序

(1)确定注射部位。

(2)消毒皮肤。

(3)用左手握起注射部位。

（4）把针完全插入皮肤。

（5）把药水安全注入皮下组织。（见量示窗返回"0"度）

（6）针头在局部皮肤停留 10 秒拔出。

（7）用棉球按于注射部位数秒钟（忌涂擦）。

（十二）胰岛素专用注射器的注射方法

1. 使用一种胰岛素注射时

（1）将瓶装胰岛素充分混匀。

（2）用酒精棉消毒注射液瓶盖。

（3）先去除注射器后端的盖子,然后摘掉针头帽,抽取与所需胰岛素注射液等量的空气。

（4）将空气垂直注入直立的胰岛素瓶中。

（5）将胰岛素瓶倒立,将针筒的活塞抽取到所需刻度的位置。如在抽取胰岛素时,注射器内产生了气泡,可多抽取几个单位后用手指轻弹针筒内的气泡,当气泡升高至针筒顶部时,继续将活塞推至所需刻度的位置,将气泡排出。

（6）拔出针头,准备注射。

（7）针头套上外针帽后规范丢弃。

2. 使用两种胰岛素注射时（中效胰岛素与短效 / 速效胰岛素）

（1）用酒精棉消毒注射液瓶盖。

（2）先去除注射器后端的盖子,然后摘掉针头帽,抽取与所需中效胰岛素注射液等量的空气。

（3）将空气垂直注入直立的中效胰岛素瓶中,在未抽取胰岛素的状态下,将针头拔出。

（4）抽取与所需短效 / 速效胰岛素注射等量的空气,按照相同的方法注入瓶内。

（5）将胰岛素瓶倒立,将针筒的活塞抽取到所需刻度的位置。如在抽取胰岛素时,注射器内产生了气泡,可多抽取几个单位后用手指轻弹针筒内的气泡,当气泡升高至针筒顶部时,继续将活塞推至所需刻度的位置,将气泡排出。

（6）将中效胰岛素充分混匀,以相同方法抽取所需剂量的中效胰岛素。

（7）拔出针头,准备注射。

（8）针头套上外针帽后,规范丢弃。

推荐选择针头长度及针头使用手法见表22、表23。

表22 选择针头长度推荐*

| 针头规格 | 评分标准 | | | | | 目标人群 | 是否捏皮 | 进针角度 |
	舒适度	降低注射到肌肉风险度	是否需捏皮	注射部位选择	降低推注力增加流量			
32G×4毫米	★★★	★★★	★★★	★★★	★★☆	儿童/青少年	否	90°
						成人	否	90°
31G×5毫米	★★☆	★★☆	★★☆	★★★	★★★	儿童/青少年	是	90°
						成人	否-大多数人	90°
							是-消瘦者	
31G×8毫米	★★☆	★☆☆	☆☆☆	★★☆	★★★	儿童/青少年	是	45°
						成人	是,注射呈→	90°
							否,注射呈→	45°

表 23 针头使用手法推荐*

人群	针头长度#（毫米）	是否捏皮	进针角度	手法
成人	4, 5	否	90 度	无需捏皮垂直进针
	6, 8, 12.7	消瘦 - 是	90 度	6 毫米,消瘦成人需要捏皮垂直进针
		正常及肥胖 - 否	90 度	6 毫米,肥胖成人无需捏皮垂直进针
儿童	4	否	90 度	4 毫米,儿童无需捏皮垂直进针
	5	否	90 度	5 毫米,儿童无需捏皮垂直进针
		消瘦 - 是	90 度	5 毫米,消瘦儿童需捏皮垂直进针
	6	是	90 度	6 毫米,需捏皮垂直进针
	8, 12.7	是	45 度	

*以上建议仅供参考,需结合临床实际考虑。

#使用 4 毫米针头时,多数患者可不捏皮注射。但极瘦的患者,尤其是医护人员考虑存在肌内注射风险者,应捏皮 / 成角度注射。

（十三）胰岛素注射笔注射方法

（1）洗手。

（2）提前 30 分钟取出胰岛素,在室温下回暖。

（3）包括核对胰岛素的剂型;检查笔芯有无破损或漏液,检查笔芯中的药液性状,并确认在有效期内;确保胰岛素笔内有足够的胰岛素量。注射预混胰岛素前,为保证剩余的胰岛素能被充分混匀,应确保胰岛素笔中的预混胰岛素大于 12 国际单位。若不足 12 国际单位,应及时更换新笔芯。

（4）安装胰岛素笔芯;胰岛素笔与胰岛素笔芯必须匹配,具体操作步骤应参照各胰岛素厂家说明书。

（5）将胰岛素充分混匀；在使用云雾状胰岛素（如 NPH 和预混胰岛素）之前，应将胰岛素充分混匀。

将胰岛素笔平放在手心中，水平滚动 10 次，然后用双手夹住胰岛素笔，通过肘关节和前臂的上下摆动，上下翻动 10 次，使瓶内药液充分混匀，直至胰岛素转变成均匀的云雾状白色液体。

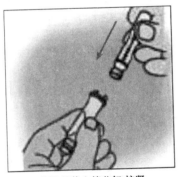

将笔芯装入笔芯架，拧紧

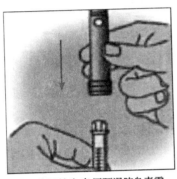

装上笔用针头，备用预混胰岛素需充分混匀

（6）正确安装胰岛素笔用针头。

（7）排尽笔芯内空气；切记使用前及更换笔芯后均应排尽笔芯内空气。

排气步骤：注射前，将剂量调节旋钮拨至 2 国际单位，针尖向上直立，针尖向上直立，手指轻弹笔芯架数次，使空气聚集在上部后，按压注射键，直至一滴胰岛素从针头溢出，即表示驱动杆已于笔芯完全接触，且笔芯内的气泡已排尽。

（8）将剂量旋钮旋至所需刻度。

（9）注射部位的检查和消毒。

（10）选择合适的注射手法，根据胰岛素注射笔用针头的长度明确是否捏皮及进针的角度。绝大多数成人4毫米和5毫米针头无需捏皮垂直进针即可。

（11）快速进针,缓慢注射药物。

（12）针头留置至少10秒。

（13）拔出针头。

（14）针头套上外针帽后规范丢弃。

（十四）胰岛素泵治疗

胰岛素泵治疗是采用人工智能控制的胰岛素输入装置,通过持续皮下输注胰岛素的方式,模拟胰岛素的生理性分泌模式,从而控制高血糖的一种胰岛素治疗方法。

1. 胰岛素泵的工作原理

生理状态下胰岛素分泌按与进餐的关系可大致分为两部分:一是不依赖于进餐的持续微量分泌,即基础胰岛素分泌,此时胰岛素以间隔8~13分钟脉冲形式分泌。二是由进餐后高血糖刺激引起的大量胰岛素分泌。简而言之,胰岛素泵通过人工智能控制,以可调节的脉冲式皮下输注方式,模拟体内基础胰岛素分泌;同时在进餐时,根据食物种类和总量设定餐前胰岛素及输注模式以控制餐后血糖。

2. 胰岛素泵应用现状 胰岛素泵的使用在国际上已有20多年历史,国内市场也有十余年,在我国使用胰岛素泵患者中,1型糖尿病（T1DM）为54%,2型糖尿病（T2DM）为44%,其余的2%为其他原因引起的糖尿病。

3. 胰岛素泵治疗适应证

（1）短期胰岛素泵治疗的适应证 作为一种持续皮下输注胰岛素的装置,胰岛素泵原则上适用于所有需要应用胰岛素治疗的糖尿病患者。以下情况,即使是短期使用胰岛素泵治疗,也可以有更多获益。① T1DM和需要长期强化胰岛素治疗的

T2DM患者,在住院期间可通过胰岛素泵治疗稳定控制血糖、缩短住院天数,并为优化多次胰岛素注射的方案提供参考数据;②需要短期胰岛素治疗控制高血糖的T2DM患者;③糖尿病患者的围手术期血糖控制;④应激性高血糖患者的血糖控制;⑤妊娠糖尿病或糖尿病合并妊娠者。不宜短期应用胰岛素泵治疗者:①酮症酸中毒;②高渗性非酮症性昏迷;③伴有严重循环障碍的高血糖者。

(2)长期胰岛素泵治疗的适应证 需要长期胰岛素治疗者均可采取胰岛素泵治疗,研究显示,以下人群使用胰岛素泵获益更多。T1DM患者和需要长期胰岛素强化治疗的T2DM患者,特别是:①血糖波动大,虽采用胰岛素多次皮下注射方案,血糖仍无法得到平稳控制的糖尿病患者;②无感知低血糖者;③频发低血糖者;④黎明现象严重导致血糖总体控制不佳者;⑤作息时间不规律,不能按时就餐者;⑥要求提高生活质量者;⑦胃轻瘫或进食时间长的患者。

4. 不宜长期应用胰岛素泵治疗者 ①不需要长期胰岛素治疗者;②对皮下输液管过敏者;③不愿长期皮下埋置输液管或不愿长期佩戴泵者;④患者及其家属缺乏胰岛素泵使用相关知识,接受培训后仍无法正确掌握如何使用胰岛素泵者;⑤有严重的心理障碍或精神异常者;⑥无监护人的年幼或年长患者,生活无法自理者。

5. 胰岛素泵治疗的目的和目标 作为一种特殊的胰岛素输入装置,胰岛素泵治疗的目的与胰岛素治疗的目的一致:即控制糖尿病患者的高血糖,以减少糖尿病急、慢性并发症发生的危险。相对于常规的胰岛素治疗方法,胰岛素泵治疗可更长期平稳、安全地控制血糖,减少低血糖的发生、提高生活质量。

6. 胰岛素泵使用的胰岛素类型 短效人胰岛素或速效人胰岛素类似物，常规浓度为 U-100（100 单位／毫升）。特殊情况可使用浓度为 U-40（40 单位／毫升）的低浓度胰岛素，但要注意换算和核实胰岛素泵有无与低浓度胰岛素相关的功能。选用胰岛素时，应遵循胰岛素说明书。

中、长效、预混胰岛素不能用于胰岛素泵治疗。

7. 胰岛素泵的使用方法

（1）胰岛素泵用泵前的准备：

了解病史：糖尿病史、胰岛素用量史、既往病史、年龄、性别、身高、体重、肥胖程度等。

改用短、超短效胰岛素：在 18~72 小时使用中长效胰岛素者，改用短效多次胰岛素注射，血糖不稳定者尽快用泵。

胰岛素准备：提前 6 小时将胰岛素置于常温下。

设立程序：设置泵的基础量与大剂量、时钟等相关数据。

盛装胰岛素：并确定能正常释放。

输注部位：首选腹部。其次可依次选择上臂、大腿外侧、后腰、臀部等，需避开腹线、瘢痕。胰岛素注射硬结、腰带位置、妊娠纹和脐周 2~3 厘米以内，妊娠中晚期的患者慎选腹部。

胰岛素泵的安装：胰岛素泵的安装应严格遵循所选用胰岛素泵的说明书进行，一般含以下操作步骤：①准备药品与材料；②清洁洗手防止感染；③抽取胰岛素填充储药器并排气泡；④连接输液管；⑤安装；⑥充盈；⑦埋置皮下输入装置；⑧开启胰岛素泵。

（2）初始用泵的胰岛素使用量：开始胰岛素泵治疗之前最重要的事就是确定自己全天需要多少剂量的胰岛素，即每日胰岛素总量（详见表 24、表 25）。

表 24　根据泵治疗前胰岛素剂量及患者血糖情况计算

使用泵以前的血糖控制情况	开始胰岛素泵治疗时的推荐剂量（U/日）
血糖控制良好无低血糖	用泵前的胰岛素总量 ×（千克·天）（0.85~0.9）
经常发生低血糖	用泵前的胰岛素总量 ×（0.8~0.7）
高血糖、极少低血糖	用泵前的胰岛素总量 ×100%

表 25　根据患者情况与实际体重决定胰岛素泵开始的剂量
（使用于从未注射过胰岛素的患者）

患者情况	初始剂量
1 型糖尿病	0.5~1.0U/（千克·天）
1 型糖尿病,无酮症酸中毒	0.2~0.6U/（千克·天）
以酮症酸中毒起病者	应从 1.0U/（千克·天）开始
特别瘦小的儿童	0.1U/（千克·天）
青春期糖尿病	1.0~1.5U/（千克·天）
2 型糖尿病,病情轻,体内尚有一定量的胰岛素分泌	0. 1~0.2U/（千克·天）
病情严重,病程较长,肥胖,有胰岛素抵抗的 2 型糖尿病	从 0.3~0.5U/（千克·天）开始,但总量一般不超过 1.2U/（千克·天）

注:以上数据仅供参考,详细参见《国家药典》或厂家产品说明书。

（3）基础率与大剂量的设置:正常人胰岛分泌胰岛素是以基础分泌与进食后高分泌两部分组成,其中基础分泌占全天分泌总量的 50%（40%~60%）,进食后分泌的胰岛素也大约占 50%（40%~60%）。

胰岛素泵最大限度的模拟了人体胰腺的生理分泌方式,它将人体胰腺的基础分泌与进食后的分泌的胰岛素分别设计到了泵当中。它们分别是基础量与餐前大剂量。

基础量:是泵特有的模拟人非进食状态下胰岛素的给药方式。

表 26　基础量的计算

患者状态	以前多次注射胰岛素治疗时的总量	改用胰岛素泵后推荐每日总量	基础量所占百分比
血糖控制良好很少低血糖	100%	75%~85%	45%~50%
经常低血糖	100%	70%	35%~40%
高血糖 + 很少低血糖	100%	100%	50%~60%

如何在泵上设置基础量(详见表 26)

泵的基础量设置正确与否要经过检测,其检测分以下四段时间进行:

a. 入睡后—清晨起床(睡前不加餐,空腹过夜)

b. 起床后—午餐前(不吃早餐)

c. 午餐前—晚餐前(不吃午餐)

d. 晚餐—睡前(不吃晚餐)

基础量设置正确的标准:

a. 空腹血糖 5.6~7.2 毫摩尔 / 升

b. 没有低血糖

c. 任何一餐不吃的数小时内血糖平稳或仅有轻微地下降,其幅度≤30% 或≤1.7 毫摩尔 / 升。

基础量太多的标志:

不吃饭血糖会降低

在没有增加运动量的情况下经常要加餐,否则会出现低血糖、半夜低血糖、早餐前低血糖、白天低血糖。

基础量太少的标志：

a. 不吃饭血糖也会升高；

b. 基本都是高血糖；

c. 经常要增加餐前大剂量或补充大剂量来纠正高血糖。

调整基础量的原则：

a. 基础率的调整应在血糖波动之前 2~3 小时（短效胰岛素）或 1 小时（超短效胰岛素）。

b. 每次调整基础率应增加或减少 0.1u/ 小时（尤其对 1 型病人）

比如：患者（使用短效胰岛素）血糖在临晨 1 点开始下降，这时应该在 10 点和 11 点开始设置一个较低的基础率，这个基础率按照每小时降低 0.1U 逐步达到目标。

c. 60% 患者会出现黎明现象，若有该现象时，可将基础量加倍，特别是 5am~7am。

d. 临床上基础率常从 3~5 段开始。

大剂量：胰岛素泵对 β 细胞进食后快速大量分泌胰岛素的模拟。这就是在进食前基础量不断输入的情况下，通过胰岛素泵上的按键再追加注入一定剂量的胰岛素，我们将它叫做大剂量。

大剂量的计算：

餐前大剂量的总和等于全天胰岛素总剂量的 50%

总餐前大剂量 =1 日总量 ×50%

方法 A 根据每餐的进餐量进行分配

早餐前大剂量 =1 日总量 ×20%

中餐前大剂量 =1 日总量 ×15%

晚餐前大剂量 =1 日总量 ×15%

方法 B 根据碳水化合物计算

由于个体的胰岛素敏感性不同，大约每 12~15 克碳水化合物需要 1 单位胰岛素,体重大的人需要量大。

判断餐前追加剂量是否合适与安全的根据:

采用短效胰岛素治疗者以餐后 4~5 小时血糖恢复至餐前目标血糖范围或较目标血糖略高 30 毫克 / 分升(1.7 毫摩尔 / 升)为宜。

采用超短效胰岛素治疗者以餐后 3~3.5 小时血糖恢复至餐前目标血糖范围或较目标血糖略高 30 毫克 / 分升(1.7 毫摩尔 / 升)为宜。

(十五)血糖监测

胰岛素泵治疗中胰岛素剂量调整的依据是自我血糖监测或动态血糖监测的数据。

在治疗开始阶段应每天监测 4~7 次,建议涵盖空腹、三餐前、后和睡前。如有低血糖表现可随时测血糖。如出现不可解释的空腹高血糖或夜间低血糖症状,应监测夜间血糖。达到治疗目标后每日自我监测血糖 2~4 次。

血糖控制不佳者可通过动态血糖监测(CGM)更详细的了解血糖波动的情况和指导胰岛素泵治疗方案的调整。

1. 低血糖的处理　血糖值≤3.9 毫摩尔 / 升或出现低血糖症状。

(1)确诊:怀疑低血糖时立即测定血糖以确诊。

(2)了解发生低血糖原因。

(3)处理低血糖。

(4)监测血糖:每 15 分钟监测血糖 1 次,直至血糖稳定。

(5)暂停泵治疗:如需要,可暂停泵治疗。

(6)检查泵是否工作正常。

(7)设定程序是否正确:时间、基础输注率、餐前大剂量、每日总量。

（8）检查状态屏和储药器：如储药器内的胰岛素量少于状态屏的显示量，可能为胰岛素泵输注胰岛素过量。

（9）调整胰岛素用量：如考虑低血糖是由于胰岛素用量过大所致，宜调整胰岛素用量：①空腹低血糖：降低夜间基础输注率；②中晚餐前低血糖：降低餐前基础输注率或减少前一餐的餐前大剂量；③三餐后低血糖：减少餐前大剂量；④夜间低血糖：调整低血糖时段的基础输注率或减少晚餐前大剂量。

（10）发生低血糖后增加近期血糖监测次数。

（11）注意无感知低血糖，尤其夜间低血糖，必要时使用动态血糖监测了解血糖的波动情况。

2. 降糖药物的洗脱期 降糖药物间作用的重叠可增加低血糖发生的危险性。根据开始胰岛素泵治疗前降糖药物种类，考虑不同的洗脱期。若在开始胰岛素泵治疗之前没有停用中效、长效胰岛素或口服降糖药，可设置一个临时基础输注率，在前12~24 小时输注低于计算剂量 50% 的胰岛素。

第三节 降糖药物的联合应用

当一种口服药物不能很好控制血糖时，应及时采用口服药物的联合治疗。联合用药可首选二甲双胍加胰岛素促分泌剂或 α-糖苷酶抑制剂，备选其他口服药间联合治疗。注意同类药物不能联合；磺脲类格列奈类不能联合；胰岛素可以和各类药物联合用药。但当采用预混胰岛素治疗和多次胰岛素治疗时，应停用胰岛素促分泌剂。美国糖尿病学会（ADA）和欧洲糖尿病研究协会（EASD）立场声明 - 强调联合治疗见图 33。

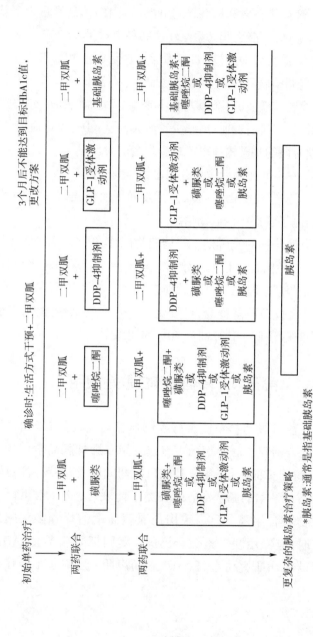

图33　ADA/EADS 立场声明 - 强调联合治疗示意图

综上所述:2型糖尿病患者当生活方式干预不能有效控制血糖时,应尽早开始药物治疗;口服降糖药通过促进胰岛素分泌或减少肝糖输出、增加胰岛素敏感性、抑制糖类在小肠的吸收等不同机制来降低血糖,临床上应根据药物的不同作用机制,个体化用药(肥胖者宜选用不增加体重、不刺激胰岛素分泌的药物,非肥胖者可以先选用胰岛素促分泌剂);格列美脲独特的双重作用机制,在促进生理性胰岛素分泌的同时可以显著改善胰岛素抵抗,强效降糖,低血糖风险小。

热 点 问 答

❓ 人们所说的胰岛素是什么?

答:胰岛素是由胰岛 β 细胞受内源性或外源性物质如葡萄糖、乳糖、核糖、精氨酸、胰高血糖素等的刺激而分泌的一种蛋白质激素。胰岛素是机体内唯一降低血糖的激素,也是唯一同时促进糖原、脂肪、蛋白质合成的激素。

❓ 胰岛素对人体的作用有哪些?

答:胰岛素能够促进葡萄糖进入肝脏、肌肉等组织转化为肝糖原、肌糖原,并促进葡萄糖氧化分解提供能量,同时抑制氨基酸和脂肪转化为葡萄糖。总之,其作用是降低体内血糖浓度。胰高血糖素的作用则与其相反。另外,胰岛素还与胰高血糖素起拮抗作用,胰岛素的升高能抑制胰高血糖素的分泌,胰高血糖素的升高则能促进胰岛素的分泌。胰岛素具有降低血糖的作用,跟高胰岛素的作用相反。

? 哪些人需要胰岛素治疗?

答:(1)糖尿病妇女怀孕时或妊娠糖尿病病人,为防止胎儿畸形,巨大胎儿及新生儿低血糖的发生,应选择胰岛素治疗。

(2)2型糖尿病病人经过长时间的严格饮食控制、适宜的体育锻炼、足量的多种口服降糖药治疗,血糖控制仍不理想者。

(3)糖尿病慢性并发症严重者,如周围神经病变引起的下肢难以忍受的疼痛、下肢溃疡、坏疽,严重肝肾衰竭等,应选胰岛素治疗。

(4)糖尿病并发各种急性感染或慢性感染急性加重、外伤、手术、骨折、麻醉和急性心脑血管病变等情况,应选择胰岛素治疗。

(5)显著消瘦的2型糖尿病患者,可选择胰岛素治疗以恢复理想体重。

(6)糖尿病病人凡发生酮症酸中毒、高糖高渗综合征(HHS)和乳酸性酸中毒者。

(7)1型糖尿病由于胰岛功能几乎完全丧失,所以必须每日注射胰岛素以维持生命。

(8)围手术期。

? 胰岛素的作用时间?

答:(1)短效胰岛素即普通胰岛素。

起效时间为20~30分钟,作用高峰为2~4小时,持续时间5~8小时。

(2)中效胰岛素即低精蛋白锌胰岛素。

起效时间为1.5~4小时,作用高峰6~10小时,持续 时间约12~14小时。

（3）长效胰岛素即精蛋白锌胰岛素。

起效时间 3~4 小时,作用高峰 14~20 小时,持续时间约 24~36 小时。

（4）预混胰岛素。

为了适应进一步的需要,进口胰岛素又将其中的短效制剂和中效制剂（R 和 N）进行不同比例的混合,产生作用时间介于两者之间的预混胰岛素。如诺和灵 30R、诺和灵 50R、优泌林 70/30。30R 是指将 30% 的短效 R 与 70% 的中效 N 胰岛素混合; 50R 是指短效 R 和中效 N 各占 50%。

❓ 注射胰岛素可能出现哪些副作用?

答:（1）低血糖。处理方法见有关章节。

（2）过敏反应。处理方法:更换较纯的人胰岛素或局部注射,或改成吸药治疗或在医生的指导下采取脱敏疗法。

（3）皮下脂肪萎缩。处理方法:更换较纯的胰岛素或局部注射处氧气、理疗、按摩可使其慢慢恢复。

（4）皮肤感染。处理的办法是注意皮肤清洁与注射局部消毒,保持注射针头的无菌,不能让注射的针头接触任何未经消毒的物品。

（5）局部硬结。经常更换注射部位或局部热敷。

（6）胰岛素水肿。可采用利尿剂消肿,继续减少剂量水肿会逐渐消失。

❓ 胰岛素怎么保存?

答:（1）使用的胰岛素可存放于冰箱 4℃冷藏层,应避免阳光直射、高温（指 >35 摄氏度）与冷冻（禁冻,结冰后失效）。一般来讲,一瓶胰岛素的有效期为 2~3 年。

（2）开盖后,皮下注射有效期为三个月,可在室温下保存。未开盖的胰岛素可注意失效期,一般来讲,一瓶胰岛素的有效期为2~3年。

（3）室温下存放胰岛素不要超过半年（未开盖）

（4）平日正在使用中的胰岛素可置室温下,最好不要将从冰箱取出的胰岛素直接注射,因容易引起局部过敏反应。可将药瓶放在手中捂热,待与体温接近时再抽吸注射。

注射部位规范检查3要素的内容是什么?

答:三要素具体的内容是:

（1）根据使用的胰岛素种类选择相应的注射部位

使用短效胰岛素或与中效混合的胰岛素时,优先考虑的注射部位是腹部。对于中长效胰岛素,例如睡前注射的中效胰岛素,最合适的注射部位是臀部或大腿。

（2）定期检查注射部位

每次注射前检查注射部位,判断并避开出现疼痛、皮肤凹陷、皮肤硬结、出血、瘀斑、感染的部位。如果发现皮肤硬结,请确认出现硬结的部位及硬结大小,避开硬结进行注射。

（3）定期轮换注射部位

每天同一时间注射同一部位（例如:医生推荐您每天早晨注射的部位是腹部,就应该一直选择在早晨进行腹部注射,不要随意更换到其他部位）。每周左右轮换注射部位（例如:大腿注射可以1周打左边,1周打右边）。每次注射点应与上次注射点至少相距1厘米。避免在1个月内重复使用同一注射点。

胰岛素注射有哪3大误区?

答:误区一:注射部位随意选择。造成吸收时间过长,进而导致血糖控制不稳定,建议打一针,换一个地方。

误区二:注射手法不得要领,导致肌内注射的危险,从而加快胰岛素的吸收,缩短胰岛素半衰期,影响胰岛素作用的发挥。建议,针头长短不同,手法也不同。

误区三:针头重复用,易造成针头折断、针头堵塞、注射疼痛,影响注射胰岛素剂量的精确性,并导致皮下组织增生和硬结的产生,从而影响胰岛素的吸收。建议,注射笔用针头要一针一换。

❓ 胰岛素的起始治疗应注意什么事项?

答: 1 型糖尿病患者在发病时就需要胰岛素治疗,而且需终身胰岛素替代治疗。

2 型糖尿病患者在生活方式和口服降糖药联合治疗的基础上,如果血糖仍然未达到控制目标,即可开始口服药物和胰岛素的联合治疗。一般经过较大剂量多种口服药联合治疗后 HbA1c 仍大于 7.0% 时,就可以考虑启动胰岛素治疗。

对新发病且与 1 型糖尿病鉴别困难的消瘦的糖尿病患者,应该把胰岛素作为一线治疗药物。

在糖尿病病程中(包括新诊断的 2 型糖尿病患者),出现无明显诱因的体重显著下降时,应该尽早使用胰岛素治疗。

根据患者的具体情况,可选用基础胰岛素或预混胰岛素起始胰岛素治疗。

❓ 胰岛素泵治疗有何益处?

答: 有利于血糖的控制

(1)平稳控制血糖,减少血糖波动:胰岛素泵可根据患者的血糖情况灵活地调整餐前大剂量及基础输注量,有效地控制餐后高血糖和黎明现象,降低 HbA1c 水平。

（2）更少的体重增加：胰岛素泵可以减少胰岛素用量，避免过大剂量使用胰岛素导致的体重增加。

（3）明显减少低血糖发生的风险：胰岛素泵模拟生理性胰岛素分泌模式，可以将夜间输注基础量适当减少或调整，避免夜间出现低血糖。同时用于餐前大剂量的胰岛素也有所减少，避免了多次注射治疗方式时胰岛素在体内的重叠作用，从而减少了低血糖的发生。胰岛素泵还可以灵活调整运动期间的基础量，减少因运动后胰岛素敏感性增加而引起的低血糖风险。

（4）减少胰岛素吸收的变异：多次皮下注射治疗需要采用中长效胰岛素制剂，而该类制剂在同一个体上吸收率的差异，可导致血糖波动。而胰岛素泵使用短效或速效胰岛素制剂，吸收较中长效胰岛素稳定；多次皮下注射治疗，注射部位易产生硬结，局部脂肪萎缩，从而影响胰岛素的吸收。而胰岛素泵使用者输注部位基本固定，避免了胰岛素在不同部位吸收的差异，胰岛素泵注射时胰岛素用量较多次皮下注射时胰岛素用量明显减低，便于胰岛素的吸收。

（5）加强糖尿病围手术期的血糖控制：由于胰岛素泵治疗达到良好的血糖控制的时间相对较短，从而缩短了糖尿病患者的围手术期时间，手术后禁食期间只给基础输注量，既有利于控制高血糖，又减少了低血糖发生的风险，促进了手术后机体的恢复。

（6）提高患者生活质量：胰岛素泵的使用可提高患者对治疗的依从性，减少多次皮下注射胰岛素给糖尿病患者带来的痛苦和不便；增加糖尿病患者进食、运动的自由；提高患者自我血糖管理能力；减轻糖尿病患者心理负担。

❓ 胰岛素泵有何特点？

答：（1）模拟人体胰腺：更接近生理状态，安全、可靠、方便、灵活、准确。

（2）动态监测血糖：72 小时为血糖峰值"摄像"，避免了传统疗法"盲人摸象"的不确定性，精确测血糖，避免发生低血糖。

（3）胰岛素完全吸收：该治疗系统让胰岛素几乎达到100%利用率，充分发挥了胰岛素的作用，并且能诱导自身胰腺正确分泌胰岛素，并有效修复和拯救部分受损的胰岛 β 细胞，减缓胰岛 β 细胞衰亡。

（4）强化治疗平稳降糖：3 天血糖达标，7 天平稳血糖，14天巩固疗效，逆转早期糖尿病、延缓并发症。

（5）方便、自由、省心：解决了患者每天扎针的痛苦，让患者治疗更自由更省心，精确输送胰岛素，安全可靠。

❓ 哪些人适合应用胰岛素泵?

答：以下人群适合应用胰岛素泵：

（1）血糖波动大，虽采用多次胰岛素皮下注射方案，血糖仍无法得到平稳控制的糖尿病患者；

（2）无感知低血糖者；

（3）频发低血糖者；

（4）"黎明现象"严重者；

（5）作息时间不规律，不能按时就餐者；

（6）要求提高生活质量者；

（7）胃轻瘫或进食时间长的患者；

（8）妊娠糖尿病或糖尿病合并妊娠者；

（9）存在其他应激状态如感染、外伤及围手术期等；

（10）其他内分泌疾病合并糖尿病者，如库欣综合征、肢端肥大症等；

（11）具备一定的经济实力，有条件经常进行血糖自我监测,并具有一定的文化素质和技术能力者。

如何安装与开启胰岛素泵?

答:第一步:装入电池。

第二步:开机。

第三步:设置时钟。

第四步:抽取胰岛素并充满泵专用储药器。

第五步:将储药器装入泵内,安装储药器。

第六步:将储药器连接上输导管。

第七步:设置基础量(通常由医生决定),设置餐前大剂量。

第八步:充注输注导管

第九步:"埋置针头"消毒皮肤(选择注射部位:腹部:胰岛素吸收最快,更具有可预测性,受活动的影响较少部位的更换:其他可选择的部位包括臀部、大腿外侧上部、上臂,距离前一个部位3~5厘米)将导管前端的针刺入皮下并用黏胶膜固定。

胰岛素泵安装应注意什么事项?

答:购买胰岛素泵后就需要进行安装,虽然每一种胰岛素泵耗材的安装步骤大同小异,但是有一点它们是共同的,就是在每一次的重新装药更换注射部位时均需要注意如下几点,下面逐一依次说明:

(1)安装前的血糖检测:此时的血糖检测是为了在更换部位及更换耗材后确定你是否应该适当的追加胰岛素的量。

(2)安装时储液器的排气及耗材管道的打通:因为胰岛素泵需使用储液器提前存储胰岛素,因此在安装前一定要作好储液器的排气工作,以避免气体的存留;同时因为泵需要管道、针头与身体相连接,因此在换用新管道时均需通过储液器或胰岛素泵所提供的特殊功能打通管道（通过针头看到约一、两滴胰岛素），以避免因气体残留于管道内造成胰岛素不能正常注入皮下，产生不可避免的高血糖。

（3）在安装新的耗材后，通常应该再检测一下血糖的情况，以确认胰岛素的注入是否正常。因为正常情况下如果住院安装胰岛素泵，每日需检测 7~8 次血糖：即三餐前，三餐后两小时，晚间临睡时及夜间 2~3 点；而如果家庭更换耗材则需取决于新换耗材的时间，一般安装前及安装后的血糖检测应该在这 7~8 点中的任意两点，如此即可确定安装的是否正常得当。

（4）各种胰岛素泵说明书中虽均指出耗材的可使用时限为 7~10 天，但是通常的情况是 6~7 天即为一个极限天数，否则易产生皮下硬结，而同时胰岛素也会因皮下硬结而吸收不好，造成血糖未明原因的升高，因此建议更换耗材间隔最多为 7 天，同时在更换耗材的当天应更加注意血糖的波动情况，避免因为其他的外因造成血糖的升高。

（以上安装注意事项仅限于个人的自行安装耗材）

胰岛素注射技术相关的教育内容包括哪些？

答：
（1）胰岛素治疗的方案。
（2）注射装置的选择及管理。
（3）注射部位的选择、护理及自我检查。
（4）正确的注射技术（包括注射部位的轮换、注射角度及捏皮的合理运用）。
（5）注射相关并发症及其预防。
（6）选择长度合适的针头。
（7）针头使用后的安全处置。

第十章　糖尿病的中医中药治疗

第一节　中医对糖尿病的认识

中医认为糖尿病属于中医"消渴"、"肥胖"等范畴。

禀赋异常、五脏柔弱、素体阴虚、情志失调、过食肥甘厚味以致饮食结构或质量改变为其主要病因。禀赋异常为内因,饮食情志为外因,内外因相合而致糖尿病。《内经》云:"饮食自倍,肠胃乃伤";"肥者令人内热,甘者令人中满"。多食肥甘,滞胃碍脾,中焦壅滞,升降受阻,运化失司,聚湿变浊生痰,日久化热伤津,导致糖尿病。情志失调、肝失疏泄、肝气横逆扰犯脾胃,则中焦脾胃气机郁滞,升降失调;脾胃运化失常,饮食壅而生热,滞而生痰,变生糖尿病。久坐少动,脾气呆滞,运化失常;久则伤脾,脾气既伤,胃气亦伤,以致脾胃俱虚;脾胃虚热,脾不散精,精微物质不归正化,则为湿为痰、为浊为膏,日久化热等等皆可发为糖尿病。

其病机演变基本按郁、热、虚、损四个阶段发展。发病初期以六郁为主,病位多在肝,在脾(胃);继则郁久化热,以肝热、胃热为主,亦可兼肺热、肠热;燥热既久,壮火食气,燥热伤阴,阴损及阳,终至气血阴阳俱虚;脏腑受损,病邪入络,络损脉损,变证百出。其病变病位在五脏,以脾(胃)、肝、肾为主,涉及心肺;阴虚或气虚为本,痰浊血瘀为标,多虚实夹杂。初期为情志失调,痰浊化热伤阴,以标实为主;继之为气阴两虚,最后阴阳两虚,兼夹痰浊瘀血,以本虚为主。阴虚血脉运行涩滞、气虚鼓动无力、痰浊阻滞、血脉不利等都可形成瘀血,痰浊是瘀血形成的病理基础,且二者相互影响,瘀血贯穿糖尿病始终,是并发症发生和发展的病理基础;痰浊瘀血又可损伤脏腑,耗伤气血,使病变虚实兼备、错综复杂。

糖尿病是食、郁、痰、湿、热、瘀交织为患的结果。

第二节　中医治疗

中医治疗应坚持基础治疗与辨证论治相结合。

一、基础治疗

饮食:坚持做到总量控制、结构调整。就是指每餐只吃七八分饱,以素食为主,其他为辅,营养均衡,进餐时先喝汤、吃青菜,快饱时再吃些主食、肉类。在平衡膳食的基础上,根据病人体质的寒热虚实选择相应的食物:火热者选用清凉类食物,如苦瓜、蒲公英、苦菜、苦杏仁等;虚寒者选用温补类食物,如生姜、干姜、肉桂、花椒做调味品炖羊肉、牛肉等;阴虚者选用养阴类食物,如黄瓜、西葫芦、丝瓜、百合、生菜等;大便干结者选黑芝麻、菠菜、茄子、胡萝卜汁、白萝卜汁;胃脘满闷者选凉拌苏叶、荷叶、陈皮丝;小便频数者选核桃肉、山药、莲子;肥胖者采用低热量、粗纤维的减肥食谱,常吃粗粮杂粮等有利于减肥的食物。针对糖尿病不同并发症常需要不同的饮食调摄,如糖尿病神经源性膀胱患者晚餐后减少水分摄入量,睡前排空膀胱;合并皮肤瘙痒症、手足癣者应控制烟酒、浓茶、辛辣、海鲜发物等刺激性饮食;合并脂代谢紊乱者可用菊花、决明子、枸杞子、山楂等药物泡水代茶饮。

运动:坚持做适合自己的运动,应循序渐进、量力而行、动中有静、劳逸结合,将其纳入日常生活的规划中。青壮年患者或体质较好者可以选用比较剧烈的运动项目,中老年患者或体质较弱者可选用比较温和的运动项目,不适合户外锻炼者可练吐纳呼吸或打坐功;八段锦、太极拳、五禽戏等养身调心传统的锻炼方式适宜大部分患者;有并发症的患者原则上避免剧烈运动。

心理调节:患者应正确认识和对待疾病,修身养性,陶冶性情,保持心情舒畅,调畅气机,树立战胜疾病的信心和乐观主义精神,配合医生进行合理的治疗和监测。

二、辨证论治

糖尿病多因禀赋异常、过食肥甘、多坐少动,以及精神因素而成。病因复杂,变证多端。辨证当明确郁、热、虚、损等不同病程特点。本病初始多六郁相兼为病,宜辛开苦降,行气化痰。郁久化热,肝胃郁热者,宜开郁清胃;热盛者宜苦酸制甜,其肺热、肠热、胃热诸证并宜辨证治之。燥热伤阴,壮火食气终致气血阴阳俱虚,则须益气养血,滋阴补阳润燥。脉损、络损诸证更宜及早、全程治络,应根据不同病情选用辛香疏络、辛润通络、活血通络诸法,有利于提高临床疗效。

糖尿病期:多由糖尿病前期发展而来,气滞痰阻、脾虚痰湿或气滞阴虚者皆可化热,热盛伤津,久之伤气,形成气阴两虚,甚至阴阳两虚。由于损伤脏腑不同,兼夹痰浊血瘀性质有别,可出现各种表现形式。

痰(湿)热互结证:症状:形体肥胖,腹部胀大,口干口渴,喜冷饮,饮水量多,脘腹胀满,易饥多食,心烦口苦,大便干结,小便色黄,舌质淡红,苔黄腻,脉弦滑。或见五心烦热,盗汗,腰膝酸软,倦怠乏力,舌质红,苔少,脉弦细数。

治法:清热化痰。

方药:小陷胸汤(《伤寒论》)加减。

瓜蒌、半夏、黄连、枳实。

加减:口渴喜饮加生石膏、知母;腹部胀满加炒莱菔子、焦槟榔。偏湿热困脾者,治以健脾和胃,清热祛湿,用六君子汤加减治疗。

热盛伤津证:症状:口干咽燥,渴喜冷饮,易饥多食,尿频量多,心烦易怒口苦,溲赤便秘,舌干红,苔黄燥,脉细数。

治法:清热生津止渴。

方药:消渴方(《丹溪心法》)或白虎加人参汤(《伤寒论》)加减。

天花粉、石膏、黄连、生地黄、太子参、葛根、麦冬、藕汁、甘草。

加减:肝胃郁热,大柴胡汤(《伤寒论》)加减;胃热,三黄汤(《备急千金要方》)加减;肠热,增液承气汤(《温病条辨》)加减;热盛津伤甚,连梅饮(《温病条辨》)加减。

气阴两虚证:症状:咽干口燥,口渴多饮,神疲乏力,气短懒言,形体消瘦,腰膝酸软自汗盗汗,五心烦热,心悸失眠,舌红少津,苔薄白干或少苔,脉弦细数。

治法:益气养阴。

方药:玉泉丸(《杂病源流犀烛》)或玉液汤(《医学衷中参西录》)加减。

天花粉、葛根、麦冬、太子参、茯苓、乌梅、黄芪、甘草。

加减:倦怠乏力甚重用黄芪;口干咽燥甚重加麦冬、石斛。

并发症期:肥胖型与非肥胖型糖耐量异常者日久均可导致肝肾阴虚或肾阴阳两虚,出现各种慢性并发症,严重者发生死亡。

肝肾阴虚证:症状:小便频数,浑浊如膏,视物模糊,腰膝酸软,眩晕耳鸣,五心烦热,低热颧红,口干咽燥,多梦遗精,皮肤干燥,雀目,或蚊蝇飞舞,或失明,皮肤瘙痒,舌红少苔,脉细数。

治法:滋补肝肾。

方药:杞菊地黄丸(《医级》)或麦味地黄汤(《寿世保元》)枸杞子、菊花、熟地黄、山茱萸、山药、茯苓、牡丹皮、泽泻。

加减:视物模糊加茺蔚子、桑葚子;头晕加桑叶、天麻。

阴阳两虚证:症状:小便频数,夜尿增多,浑浊如脂如膏,甚至饮一溲一,五心烦热,口干咽燥,神疲,耳轮干枯,面色黧黑;腰膝酸软无力,畏寒肢凉,四肢欠温,阳痿,下肢浮肿,甚则全身皆肿,舌质淡,苔白而干,脉沉细无力。

治法:滋阴补阳。

方药:金匮肾气丸(《金匮要略》)加减,水肿者用济生肾气丸(《济生方》)加减。制附子、桂枝、熟地黄、山茱萸、山药、泽泻、茯苓、牡丹皮。

加减:偏肾阳虚,选右归饮加减;偏肾阴虚,选左归饮加减。

三、兼夹证

兼痰浊:症状:形体肥胖,嗜食肥甘,脘腹满闷,肢体沉重呕恶眩晕,恶心口黏,头重嗜睡,舌质淡红,苔白厚腻,脉弦滑。

治法:理气化痰。

方药:二陈汤(《太平惠民和剂局方》)加减。

姜半夏、陈皮、茯苓、炙甘草、生姜、大枣。

加减:脘腹满闷加广木香、枳壳;恶心口黏加砂仁、荷叶。

兼血瘀:症状:肢体麻木或疼痛,下肢紫暗,胸闷刺痛,中风偏瘫,或语言謇涩,眼底出血,唇舌紫暗,舌有瘀斑或舌下青筋显露,苔薄白,脉弦涩。

治法:活血化瘀。

方药：一般瘀血选用桃红四物汤（《医宗金鉴》）加减，也可根据瘀血的部位选用王清任五个逐瘀汤（《医林改错》）加减。桃仁、红花、当归、生地黄、川芎、枳壳、赤芍、桔梗、炙甘草。

加减：瘀阻经络加地龙、全蝎；瘀阻血脉加水蛭。

第三节　其他疗法

（一）中成药

中成药的选用必须适合该品种的证型，切忌盲目使用。中成药建议选用无糖颗粒剂、胶囊剂、浓缩丸或片剂。

六味地黄丸，用于肾阴亏损，头晕耳鸣，腰膝酸软等。

麦味地黄丸，用于肺肾阴亏，潮热盗汗等。

杞菊地黄丸，用于肝肾阴亏，眩晕耳鸣，羞明畏光等。

金匮肾气丸，用于肾虚水肿，腰酸腿软等。

同时，要注意非糖尿病药物的选用以治疗兼证，如肠热便秘者选复方芦荟胶囊或新清宁，阴虚肠燥者选麻仁润肠丸，失眠者选安神补心丸或天王补心丹，易感冒者选玉屏风颗粒，心烦易怒者选丹栀逍遥丸。

中西复方制剂：消渴丸，具有滋肾养阴、益气生津的作用，每10粒含格列苯脲（优降糖）2.5毫克。使用方法类似优降糖，适用于气阴两虚而血糖升高的 T2DM 患者。

（二）针灸

针灸治疗是指在中医理论的指导下，运用针刺和灸法以治疗疾病的方法。其中针刺包括毫针、皮肤针、耳针等方法，灸法包括艾条悬灸、艾炷灸等。

体针：糖尿病患者进行针法治疗时要严格消毒，一般慎用灸法，以免引起烧灼伤。针法调节血糖的常用处方有：

上消（肺热津伤）处方：肺俞、脾俞、胰俞、尺泽、曲池、廉泉、承浆、足三里、三阴交；配穴，烦渴、口干加金津、玉液。

中消（胃热炽盛）处方：脾俞、胃俞、胰俞、足三里、三阴交、内庭、中脘、阴陵泉、曲池、合谷；配穴，大便秘结加天枢、支沟。

下消（肾阴亏虚）处方：肾俞、关元、三阴交、太溪；配穴，视物模糊加太冲、光明。阴阳两虚处方：气海、关元、肾俞、命门、三阴交、太溪、复溜。

耳针：耳针、耳穴贴压以内分泌、肾上腺等穴位为主。耳针疗法取穴胰、内分泌、肾上腺、缘中、三焦、肾、神门、心、肝，配穴偏上消者加肺、渴点；偏中消者加脾、胃；偏下消者加膀胱。

对糖尿病已有皮肤感染或出现痈疽溃疡者，则应慎用。

（三）按摩

推拿古称按摩，它是一种运用各种不同手法作用于人体肌表（经络、穴位、关节、血管、神经等部位）进行刺激，以防治疾病的疗法。该疗法只要掌握得当，则安全有效，简便易行，既可以由专业的推拿医师进行，亦可以是患者及其家属学习掌握后自行于家中实施。该法配合药物治疗能改善糖尿病的症状，减缓病情发展。

肥胖或超重糖尿病患者可腹部按摩中脘、水分、气海、关元、天枢、水道等。点穴减肥常取合谷、内关、足三里、三阴交。也可推拿面颈部、胸背部、臀部、四肢等部位以摩、揿、揉、按、捏、拿、合、分、轻拍等手法。

推拿治疗需在中医师的指导下根据病情选择应用。

（四）壮医针挑疗法

根据壮医基础理论，人体内存在着两条极为重要的内封闭道路，即龙路和火路。人体"嘘"、"勒"，精、津等营养物质在气道、谷道内化。通过龙路、火路的输布滋养脏腑骨肉。同时，龙路、火路也是邪毒内侵的主要途径。壮医针挑是壮族民间常用的一种治疗方法,祖国医学认为针挑法属于泻法或攻法。它通过针挑龙路、火路的体表网络,疏经隧之滞,鼓舞正气,逐毒外出,其机制为:"疏通经络,活血止痛清热解毒,消肿止痛"、"祛痰解痉,软坚散结"、调和阴阳,健脾开胃。用针挑法治疗虚证亦取得良效,主要是采用选择不同的俞穴,通过挑刺的补益正气,疏通病邪而调节人体脏腑经络功能,结合艾灸可增加机体的防御能力,促使阴阳平衡,恢复健康。有研究表明:艾灸具有增强机体非特异性和特异性免疫功能作用,从而达到防疾治病的功效。非药物疗法中的壮医针挑疗法是集针挑、割治、按摩为一体的流传于壮族民间的传统医疗技法,对多种疾病的治疗有显著效果,它主要起到疏经通络,祛瘀排毒的作用。

所选的穴位是与脾胃相关的俞穴,除一部分是循经取穴外,另一部分是反应点或皮下异点,如红点、按压痛点配合指针按摩,亦起到松解筋经、疏通经络、调和气血、培正折邪的作用;生姜具有辛散温通祛湿止痛的作用。

(五)中药药膳的治疗

可用于糖尿病药膳的中药有黄芪、党参、西洋参、麦冬、北沙参、石斛、玉竹、生地黄、枸杞子、山药、薏苡仁、玉米须、葛根、三七、杜仲等,但这些药物的药性有寒热温凉之分,具体功效亦有所不同,因此应用时要咨询注册中医师的意见,根据患者的体质、证型来选用,并与适当的食物共同组成药膳方。

中药药膳方举例

1. 沙参玉竹粥

材料:北沙参 15 克,玉竹 15 克(鲜品可用 30~60 克),葛根 15 克,大米 50~100 克,蚌肉 50~100 克。盐、味精、生姜、葱花、植物油各适量。

制作:北沙参、玉竹、葛根洗净切碎,煎取浓汁后去渣,加入大米、蚌肉、生姜以及适量水煮粥,粥成后加入适量盐、油、味精、葱花等调味后即可食用。

用法:一日内分二次进食,早晚服用。

功效:清热润肺,生津止渴。

适应证:适宜于肺热津伤,症见口渴多饮,口舌干燥,烦热咳嗽的糖尿病患者。

2. 公英绿豆瘦肉汤

材料:蒲公英 15 克,绿豆 30 克,红枣 5 枚,猪瘦肉 100~150 克,生姜、植物油、盐各适量。

制作:绿豆洗净浸泡约 30 分钟,红枣去核,姜拍松。把瘦肉、蒲公英、绿豆、红枣、姜、油、盐同放入锅内,加水约 1500 毫升,武火烧沸后,文火煲 60 分钟即成。

用法:一日内分二次,可作佐膳用,饮汤食肉。

功效:清胃热,止烦渴。

适应证:适宜于胃热炽盛,症见多食易饥,口渴消瘦,大便干燥的糖尿病患者。

3. 黄芪生地煲猪横脷

材料:黄芪 12 克,生地黄、山药各 20 克,猪胰脏(俗称猪横脷)1 条,盐、生姜、橄榄油各适量。

制作:将黄芪、生地黄、山药洗净浸泡 30 分钟后置于沙锅中,再放入洗净的猪胰脏、生姜,加水 1000~1500 毫升,武火煮沸后,再用文火煲煮 1 小时左右,加入适量的盐、油即成。

用法:一日内分二次,可作佐膳用,食肉饮汤。

功效:益气养阴,健脾补肺,生津润燥。

适应证:适用于气阴亏虚,症见口渴引饮,能食与便溏并见,尿频量多,神疲乏力,自汗盗汗的糖尿病患者。

4. 杞子生地蒸鸡

材料:枸杞子 15 克,生地黄、黄精各 20 克,山萸肉 6 克,乌骨鸡 1 只,生姜、盐、橄榄油各适量。

制作:将乌骨鸡去毛除去内脏洗净;生地黄、黄精洗净切成细条状,然后与洗净的杞子、生姜一齐放入鸡腹内,用竹签封口后将盛鸡的盘置于蒸笼中,用武火大气蒸熟后加入适量的盐、油即可。

用法:一日分二次佐餐食用。

功效:滋阴补肾,固肾益精,生津清热。

适应证:适用于肾阴亏虚,症见尿频量多,混浊如脂膏,或尿甜,腰膝酸软,乏力,头晕耳鸣,口干唇燥,皮肤干燥瘙痒的糖尿病患者。

5. 鸡血藤丹参三七粥

材料:鸡血藤、丹参各 15 克,三七片 6 克,大枣 4 枚,瘦猪肉 50~100 克,大米 50~100 克,生姜、盐、植物油、味精各适量。

制作:将鸡血藤、丹参、三七片洗净泡浸 20 分钟后,加水煎汤,在去除药渣后所余的药汤中再加入适量的水、大米、猪瘦肉、大枣、生姜煮粥,粥成后加入适量的盐、油、味精调味后即可食用。

用法:一日内可分二次食用。

功效:活血化瘀,益气补血,安神。

适应证:适用于瘀血阻滞,症见口干尿多,形体消瘦,面色晦暗,肢体麻木或刺痛,入夜尤甚,或肌肤甲错,口唇紫暗,而又兼见气血不足,睡眠欠佳的糖尿病患者。

第十一章　糖尿病的非药物治疗

第一节　糖尿病的医学营养治疗

一、饮食治疗的目的

1. 通过平衡膳食,配合运动和药物治疗,将血糖、血脂控制在理想范围,达到全面的代谢控制。

2. 达到或维持成人的理想体重,保证充沛的体力,确保儿童、青少年正常的生长发育,满足妊娠、哺乳妇女代谢增加的需要。

3. 减轻胰岛 β 细胞的负担,使血糖、尿糖、血脂达到或接近正常值,有效地防治各种糖尿病急、慢性并发症的发生。

4. 通过合理的膳食改善整体的健康状况。

二、饮食治疗的原则

饮食疗法的原则是对摄取的总热量进行严格限制,合理分配碳水化合物、脂肪、蛋白质三大营养素,适当补充维生素、无机盐和食物纤维等物质,以减轻胰岛负荷,纠正代谢紊乱,维持标准体重和生活能力,防止糖尿病并发症的发生和发展。

三、合理控制总热量

一般情况下,饮食中热量的供给应根据患者的病情、身高、体重、年龄、活动情况、临床生化指标以及是否有并发症等决定。总热量的确定应以维持或略低于标准体重为宜,结合工作性质加以计算。孕妇、乳母、营养不良者及消耗性疾病者应酌情增加,肥胖者酌减,使患者体重下降到正常标准5%上下,常可使此病得到满意控制。

1. 简单估算理想体重

标准体重(公斤)= 身高(厘米)-105

理想体重:标准体重 ±10%

超重:> 标准体重 +10%

肥胖:> 标准体重 +20%

消瘦:< 标准体重 -20%

体力活动与热量需求见表27。

表27　体力活动与热量需求表

劳动强度	消瘦 千卡/(公斤·天)	正常 千卡/(公斤·天)	肥胖 千卡/(公斤·天)
卧床休息	20~25	15~20	15
轻度体力劳动	35	25~30	20~25
中度体力劳动	40	35	30
重度体力劳动	40~45	40	35

举个例子吧:一个身高175厘米的高血压患者,办公室员工,体型微胖。

首先,我们套用标准体重公式求得标准体重,其值为:175-105=70(千克)。即该患者标准体重为70千克。由于该患者日常工作不需要怎么走动,属于轻体力劳动者,每天每千克体重需要的能量级别为25~30千卡。再者,考虑到该患者体型偏胖,适当地减肥对于他是必要的,因此我们可以选取较低的能量级别,每千克体重予以限制25千卡的热量。这样计算得到:

70×25=1750（千卡）。为了方便,对于两位数以内的数值我们通常采用四舍五入的方法,最终该患者每日的能量需求为 1800 大卡。

了解了这个计算方法后,患者朋友们就可以为自己量身定做一份饮食的"热量计划书"了,把握好自己每日进食的"度"。具体详见附录(各类食品所含热量一览表)。

四、平衡膳食

任何一种食物都无法含有所有营养素,只有通过多种食物混合才能达到营养齐全。食物品种多样化是获得营养全面的必要条件,应做到:主食要粗细粮搭配;副食要荤素食搭配,勿挑食、勿偏食。每日应吃以下四大类食品:谷薯类、菜果类、蛋白质类和油脂类。

1. 食物的选择与注意事项

（1）食物的种类

谷薯类:如米、面、玉米、薯类、主要含有碳水化合物、蛋白质和 B 族维生素

菜果类:富含维生素、矿物质及膳食纤维

蛋白质类:如肉、蛋、鱼、禽、奶、豆腐等,主要为人体提供蛋白质、脂肪、矿物质和维生素

油脂类:如油脂、坚果类食物,能够为人体提供热能

（2）食物的选择:主食以碳水化合物为主,应放宽对主食的限制。碳水化合物主要有谷薯类、豆类、含糖多的蔬菜和水果等,以谷类为主食者要尽可能选择粗制品。单糖(主要指葡萄糖、果糖)食入后吸收较快,使血糖升高明显,一般不宜直接食用,除非发生低血糖。多糖如米饭、面粉、土豆等食物中的淀粉不会使血糖急剧增加,并且体积大,饱腹感强,应作为身体热量的主

要来源。

（3）控制碳水化合物的摄入量：主食类食品提供的热能占每日总热能的50%~60%。对糖尿病患者的饮食治疗中，碳水化合物饮食可增加周围组织对胰岛素的敏感性，提高糖耐量，降低胆固醇和甘油三酯，有利于降低心血管病的发生。

（4）限制脂肪摄入量：脂肪是美味佳肴的创造者，不易产生饱腹感，因此常容易超量食用。看得见的脂肪包括各种烹调油脂、黄油、动物油、动物外皮；看不见的脂肪包括肉、禽、鱼、奶制品、蛋、坚果类食物如花生、瓜子、核桃、芝麻酱及油炸食品、汉堡包。

过多摄入脂肪会产生过多的能量，与心、脑血管疾病的发生有关，可以增加胰岛素抵抗，降低胰岛素敏感性，使血糖升高。尽量减少动物性脂肪的摄入量，适当摄入植物性脂肪。脂肪提供的热能占全天总热量的10%~30%。

（5）适量蛋白质的摄入：糖尿病患者的糖异生作用加强，蛋白质分解加速，易出现负氮平衡，因此，可适量增加蛋白质的摄入量。一般占总能量的10%~20%为宜。

合并肾功能不全的患者，其蛋白质摄入需求明显减少，但低蛋白饮食必须以维持机体正氮平衡的蛋白质最低需要量为标准。

蛋白质提供的热能占全天总热能的10%~20%。成人标准体重，每天0.8~1.0克/千克；孕妇、哺乳妇女1.5克/千克；儿童1.2~1.5克/千克；有微量白蛋白尿的患者0.8~1.0克/千克。

蛋白质来源：动物类蛋白与植物类蛋白各50%。

（6）适量增加膳食纤维的摄入：膳食纤维也是多糖，由于其在胃道不被消化吸收而不产生热量。但能促进唾液及胃液分泌，带来饱感从而达到减食、减重的目的。

膳食纤维可分为可溶性纤维,包括燕麦、荞麦、水果中果胶、海藻中的藻胶及魔芋制品等人工提取物;不溶性纤维包括谷物的表皮(粗粮)、水果的皮核、蔬菜的茎叶、玉米面等。

膳食纤维的功效:降血糖、降血脂、保持大便通畅并减少饥饿感。

应增加每日膳食纤维的摄入:每日 25~30 克。比如芹菜、韭菜等蔬菜以及谷类等食物。通常,100 克芹菜叶含 2.2 克膳食纤维,100 克韭菜含 1.4 克膳食纤维,100 克燕麦片含 5.3 克膳食纤维。

（7）增加维生素和矿物质的摄入量:

由于糖尿病患者膳食受到一定限制,所以容易导致营养素的缺乏。而维生素、矿物质对糖尿病有多方面的影响。其中与糖尿病关系最为密切的是 B 族维生素,它可改善神经症状,其次是维生素 C,可改善微循环。补充钾、钠、镁等矿物质是为了维持体内电解质平衡,防止或纠正电解质紊乱。在矿物质中,铬、锌、钙尤为重要,因为三价铬是葡萄糖耐量因子的组成部分,而锌是胰岛素的组成部分,钙元素能预防和改善骨质疏松症和动脉硬化。如果患者坚持均衡饮食,在无特殊疾病的情况下,不必特意补充以上元素。

（8）多饮水,限制饮酒:多饮水有利于体内的废物充分排除和血糖的稀释。酒精的热能很高,1 克酒精产热 7 千卡,且不含其他营养素,并给肝脏带来负担。

空腹饮酒易出现低血糖,尤其以注射胰岛素或口服磺脲类降糖药时。如果无法避免,也应尽量不饮白酒,而选用酒精浓度低的啤酒、果酒,并避免空腹饮酒。

（9）坚持定时定量进餐:

少量多餐既能保证营养充足,又可减轻胰腺负担,有利于控制好血糖。

建议每日 3 餐,注射胰岛素者 4 餐为宜,可以预防低血糖发生。定时定量进餐,与药物作用、运动时间保持一致,使血糖不会波动太大。

(10)注意饮食疗法不是饥饿疗法:

糖尿病患者饮食首先是平衡膳食。

患者应维持标准体重,摄入和各自的标准体重及活动强度相一致的食量。

若采用饥饿疗法就可能使自身的物质被消耗,导致体重下降,引起代谢紊乱。时间过长,会导致营养失衡,这样不但不利于糖尿病的控制,反而加重病情。

饥饿是糖尿病的一种症状,病情改善后饥饿感会随之减轻。进食量明显减少,胃肠道不适应,但适应几天后饥饿感会慢慢减轻。多吃低热量、高容积的食品,如各种蔬菜。多选用粗杂粮代替精细粮,可有更强的饱腹感。将口味变清淡,也会降低食欲。

(11)糖尿病饮食并不意味着要多吃肉少吃饭:糖尿病饮食首先是平衡膳食,各种营养素之间需要保持一定的比例。

肉食品所含的脂肪和蛋白质同样也能升高血糖水平。

若碳水化合物不按照 50%~60% 的比例摄入,将可能导致脂肪的过度分解,出现酮症,甚至发生酸中毒。

因此,糖尿病患者的主食量一般不宜少于 150~200 克。

(12)糖尿病患者可以选食水果:但必须掌握好时机及数量,水果口感好,还能补充大量维生素、果酸和矿物质。

血糖控制平稳时(餐后 2 小时血糖在 180 毫克 / 分升以下),HbA1c(在 7.5% 以下)可以选用水果。

应将水果的热量计入每日总热能之内,选用时减去相应的碳水化合物的量。吃水果最好在两餐之间做加餐用,既不至于血糖太高,又能防止低血糖发生。

水果中西瓜、苹果、梨、橘子、猕猴桃等含糖量相对较低,而香蕉、红枣、荔枝、柿子、山楂含糖量相对较高的水果应适量。

2. 饮食疗法需配合心理护理　老年糖尿病患者由于疾病折磨和知识缺乏,往往产生消极心理。针对这一情况,应及时与患者交流沟通,说明控制饮食的重要性。纠正影响糖代谢的饮食习惯,如嗜甜食、饮酒、晚餐进食过多等。帮助患者保持乐观情绪,同时做好家属和亲友的思想工作,改变不利于健康的各种行为习惯。增强自我保健意识和能力,从而提高遵医行为,延缓并发症的发生和发展。

3. 监测血糖　监测血糖可以了解饮食控制情况,指导饮食方案的调整。

检测时间:每餐前;餐后 2 小时;睡前;如有空腹高血糖,应检测夜间的血糖。

4. 糖尿病患者外出应注意的问题　应坚持自己的营养治疗计划,不能因生活习惯和作息时间的改变而改变。

应随身携带糕点、糖果、甚至葡萄糖粉,以便在出现低血糖时及时自救。

应注意自己的活动量,不要过于劳累和兴奋。

5. 低血糖的处理及预防　低血糖常见症状有:头痛、昏睡、饥饿感明显、视物模糊、出虚汗、口唇麻木、面色苍白等。

出现低血糖应立即吃"糖":如甜饮料、糖果、糖水、蜂蜜、巧克力或葡萄糖片;5 分钟内症状仍无改善,应再吃更多的糖,10 分钟后仍无改善,必须去医院治疗。

纠正后,还应在下一餐前吃一点儿含多糖的粮食、水果等防止血糖再度过低。

纠正低血糖一定不要使用低热量饮料或无糖食物。

积极预防低血糖发生,除了及时调整药物之外,少量多餐,在两餐之间加餐也会有效。

第二节　运 动 疗 法

一、运动治疗的意义

饮食是人体摄取能量的过程,而运动可以实现人体的能量"支出"。当人体运动的时候,肌肉中的糖原被消耗,随着运动的持续,流淌在血液里的葡萄糖也会逐渐被肌肉吸收、消耗。再接下来,就会开始消耗脂肪组织里的游离脂肪酸。所以,长期坚持运动对健康十分有益。定期的体育锻炼可促进血液循环,改善心肺功能,促进全身代谢,提高胰岛素敏感性,减轻胰岛素抵抗,可降低血压、改善血脂、糖代谢等。

二、运动治疗的适应证

轻中度 2 型糖尿病患者;

肥胖型 2 型糖尿病患者;

稳定期的 1 型糖尿病患者。

三、运动治疗的禁忌证

心功能不全,严重心律失常,不稳定型心绞痛、近期发生了心肌梗死;

各种感染的急性期;

严重的糖尿病肾病;

糖尿病足;

严重的眼底病变；

新近发生血栓性疾病；

酮症或酮症酸中毒；

血糖未得到良好的控制（空腹血糖在 16.7 毫摩尔 / 升以上）。

四、运动类型

1. 有氧运动　有氧锻炼也叫有氧代谢运动，是指人体在氧气充分供应的情况下进行的体育锻炼。也就是说，在运动过程中，人体吸入的氧气与需求相等，达到生理上的平衡状态。它的特点是强度低，有节奏，持续时间较长。多为大肌肉群的运动，可起到增加葡萄糖利用，动员脂肪，刺激心肺。常见运动形式有行走、慢跑、爬楼梯、游泳、骑自行车、跳舞、打太极拳和打球等。

2. 无氧运动　是指肌肉在"缺氧"的状态下高速剧烈运动。主要靠肌肉爆发力完成，通常为特定肌肉的力量训练，由于氧气不足，促使乳酸生成增加，导致气急、肌肉酸痛等，常见运动形式包括举重、百米赛跑、跳高和跳远等，不主张采用此种运动形式。

运动治疗方案包括：

运动前准备活动：5~10 分钟，如步行、太极拳、保健操等，可逐步增加运动强度，以使心血管适应，并提高关节、肌肉的活动效应；

运动锻炼：为低、中等强度的有氧运动，如步行、慢跑、游泳等；

运动后放松活动：5~10 分钟，如慢走、自我按摩等，可促使血液回流，防止突然停止运动造成的肢体淤血，回心血量下降，引起昏厥或心律失常。

五、运动强度

最轻度运动：散步、购物、做家务等，持续 30 分钟消耗 90 千卡热量；

　　轻强度运动：太极拳、体操等，持续20分钟消耗90千卡热量；

　　中强度劳动：骑车、登山等，缓慢运动持续10分钟消耗90千卡热量；

　　重强度运动：跳绳、自由泳等，持续5分钟消耗90千卡热量。

六、运动时间

　　可自10分钟开始，逐步延长至30~40分钟，其中可穿插必要的间歇时间；

　　若达到靶心率，则运动累计时间一般以20~30分钟为宜。

　　能获得较好运动效果，又确保安全的心率称为靶心率，即运动试验中最高心率的70%~80%（一般人最高心率=220-年龄）。

七、运动频度

　　每周锻炼3~4次为最适宜；

　　若每次运动量较小，而身体条件又较好，每次运动后均不觉疲劳的患者，运动频率可每天1次；

　　运动锻炼不应间断，若运动间歇超过3~4天，则效果及蓄积作用将减弱。

八、运动前的准备工作

　　运动之前应到医院进行一次全面体检。与医生共同讨论目前的病情是否适合运动及应注意的问题；如何协调饮食治疗，运动治疗及药物治疗，以便使血糖维持在适当水平。

九、运动时间段的选择

　　通常于餐后1~3小时之间活动为佳，因为此时血糖水平升高；

避开药物作用高峰，以免发生低血糖；

若必须在药物作用高峰时运动或体力劳动，应适当增加饮食。

十、运动的注意事项

了解自己在运动前、中、后的血糖变化；血糖高于 14 毫摩尔 / 升，不要运动；运动要有规律，强度应循序渐进，由低到中；选择适合自己的运动，并合理安排时间；避免高强度运动，防止意外伤害；随身携带易于吸收的碳水化合物食物，以备出现低血糖情况下食用；佩戴胸卡；穿着舒适的鞋，并注意足部护理；锻炼前多饮水；如运动前血糖较低，应先加餐；运动会引起食欲增加，消化功能增强，应注意饮食控制；如果进行激烈长时间运动，应监测血糖并注意调整胰岛素和口服降糖药物用量；运动减体重应缓慢进行，每周约减重 400 克。

高血压：不举重屏气；周围血管病变，走——休息——走；

视网膜病变：不举重、不潜水，头不低于腰；

周围神经病变：避免过度伸展，不负重。

步行：简便、易行、有效、不受时间、地点限制，运动强度较小，比较安全；特别适合年龄较大，身体较弱的患者；快速步行 90~100 米 / 分，中速步行 70~90 米 / 分，慢速步行 40~70 米 / 分；建议从慢速步行开始，逐渐增加步行速度；时间可从 10 分钟逐渐延长至 30 分钟；距离可自 500 米延长至 1000~1500 米；中间可穿插游泳、体操等。

慢跑：属于中等强度，适合于较年轻、身体条件较好，有一定锻炼基础的糖尿病患者；运动效果明显，运动量容易控制；不受时间、地点或器械限制；下肢关节受力较大，易引起膝关节和踝关节疼痛；间歇跑，为慢跑和步行交替进行的过渡性练习；常规慢跑,速度一般为 30~40 秒 /100 米。

第三节 戒 烟

吸烟有害健康,吸烟与肿瘤、心血管疾病、糖尿病、高血压等多种疾病发生的风险呈正相关。吸烟诱发和增加糖尿病发病的原理比较复杂,一切还未完全明了,其可能原因是导致胰岛素抵抗(IR)和胰岛素分泌不足或胰岛素作用减弱。

1. 长期吸烟可使细胞内葡萄糖代谢的氧化与非氧化通路均显著减弱,脂肪组织氧化增多,血浆游离脂肪酸水平升高,从而发生中心脂肪堆积形成腹型肥胖,由此导致胰岛素抵抗的发生,诱发糖尿病。

2. 烟草中的尼古丁可引起交感神经系统兴奋,导致儿茶酚胺和其他升糖激素释放增多。儿茶酚胺是胰岛素作用的强力拮抗剂,它可通过损伤胰岛素的信号传导通路和内在活性,使葡萄糖转运蛋白合成减少,从而使胰岛素作用减弱。

3. 长期吸烟者会合并肿瘤坏死因子 α(TNF-α)浓度增高,而肿瘤坏死因子 α 可下调葡萄糖转运蛋白 4(GLUT4),抑制胰岛素介导的葡萄糖转运,使胰岛素刺激的葡萄糖摄取减少,导致血糖升高,诱发糖尿病。另外,肿瘤坏死因子 α 也能促进脂肪细胞的分解及游离脂肪酸的释放,间接诱导胰岛素抵抗,从而导致糖尿病的发生。

4. 吸烟还可升高血液循环中细胞间黏附分子(ICAM-1)和血清转化生长因子 β(TGF-β)水平,使血管内膜受损,引起血管狭窄或闭塞,使得供应骨骼肌的血液减少,由此让胰岛素介导的葡萄糖摄取减少,从而导致胰岛素抵抗,诱发糖尿病。

因此,应劝诫每一位吸烟的糖尿病患者停止吸烟,这是生活方式干预的重要内容之一。

第四节　减轻压力——心理平衡

现代社会生活的高节奏性及世事的变化不定。过度的学习及工作压力,长期处于精神紧张及高压力状态,均可造成人的情绪紧张,人的精神紧张时,肾上腺素及肾上腺皮质激素分泌增多,交感神经的兴奋性增高,会使血糖增高,脂肪分解加速,增加胰岛素的需要量,加重胰岛细胞负担而使你发病或病情加重。因此,正确理解糖尿病的原因很重要,平时除了注意平衡饮食和适度运动外,还应该学会缓解压力避免精神压力过大而引发糖尿病。

联合国国际劳动组织发表的一份调查报告也认为,"心理压抑是 20 世纪最严重的健康问题之一"。现代生活中如何缓解工作压力保持心理平衡,这是人们共同关心的问题。美国心理卫生学会提出了心理平衡的 10 条要诀,值得我们借鉴。

1. 对自己不苛求。每个人都有自己的抱负,有些人把自己的抱负目标定得太高,根本实现不了,于是终日抑郁不欢,这实际上是自寻烦恼;有些人对自己所做的事情要求十全十美,有时近乎苛刻,往往因为小小的瑕疵而自责,结果受害者还是自己,为了避免挫折感,应该把目标和要求定在自己能力范围之内,懂得欣赏自己已取得的成就,心情就会自然舒畅。

2. 对亲人期望不要过高。妻子盼望丈夫飞黄腾达,父母希望儿女成龙成凤,这似乎是人之常情。然而,当对方不能满足自己的期望时,便大失所望。其实,每个人都有自己的生活道路,何必要求别人迎合自己。

3. 不要处处与人争斗。有些人心理不平衡,完全是因为他们处处与人争斗,使得自己经常处于紧张状态。其实,人际之间应和谐相处,只要你不敌视别人,别人也不会与你为敌。

4. 暂离困境。在现实中,受到挫折时,应该暂将烦恼放下,去做你喜欢做的事,如运动、打球读书、欣赏音乐、美术作品、舞蹈等,待心境平和后,再重新面对自己的难题,思考解决的办法。

5. 适当让步。处理工作和生活中的一些问题,只要大前提不受影响,在非原则问题方面无需过分坚持,以减少自己的烦恼。

6. 对人表示善意。生活中被人排斥常常是因为别人有戒心。如果在适当的时候表示自己的善意,诚挚地谈谈友情,伸出友谊之手,自然就会朋友多,隔阂少,心境自然会变得平静。

7. 找人倾诉烦恼。生活中的烦恼是常事,把所有的烦恼都闷在心里,只会令人抑郁苦闷,有害身心健康。如果把内心的烦恼向知己好友倾诉,心情会顿感舒畅。

8. 帮助别人做事。助人为快乐之本,帮助别人不仅可使自己忘却烦恼,而且可以表现自己存在的价值,更可以获得珍贵的友谊和快乐。

9. 积极娱乐。生活中适当娱乐,不但能调节情绪,舒缓压力,还能增长新的知识和乐趣。

10. 知足常乐。不论是荣与辱、升与降、得与失,往往不以个人意志为转移,荣辱不惊,淡泊名利,做到心理平衡是极大的快乐。

热 点 问 答

❓ 什么是食物血糖生成指数?

答:食物血糖生成指数(GI)就是指一个食物能够引起人

体血糖升高多少的能力,因为血糖生成指数是由人体试验而来的,而多数评价食物的方法是化学方法,所以我们也常说是食物血糖生成指数是一种生理学参数。

高 GI 的食物,进入胃肠后消化快、吸收率高,葡萄糖释放快,葡萄糖进入血液后峰值高,也就是血糖升的高。

低 GI 食物,在胃肠中停留时间长,吸收率低,葡萄糖释放缓慢,葡萄糖进入血液后的峰值低、下降速度也慢,简单说就是血糖比较低。

因此,用食物血糖生成指数,合理安排膳食,对于调节和控制人体血糖大有好处。一般来说只要一半的食物从高血糖生成指数替换成低血糖生成指数,就能获得显著改善血糖的效果。

当血糖生成指数在 55 以下时,可认为该食物为低 GI 食物。

当血糖生成指数在 55~75 之间时,该食物为中等 GI 食物。

当血糖生成指数在 75 以上时,该食物为高 GI 食物。

❓ 为什么血糖高的人吃白粥不如吃肉菜粥?

答:米面饭粥都是碳水化合物,但为什么吃粥血糖就升得快,而吃米粉则血糖上升较慢呢? 这是由于不同的碳水化合物食物在肠胃内消化吸收的速度不同所致,而消化吸收的快慢又与碳水化合物本身的结构、类型有关。此外,加工方式,如颗粒大小、软硬、生熟、稀稠及时间、温度等对升糖指数都有影响。总之,越是容易消化吸收的食物,升糖指数越高。

白粥煮得时间越长,米糊化得越好,再加上水稀释,使白粥的消化、吸收都会比粉面更快。但是,如果在白粥中加入含糖量低的食物,或加入干扰大米吸收的食物,就可以改变粥的吸收速度,从而减少血糖的波动。比如,我们将粥煮成菜粥,将菜心切成粒,或将生菜切成丝,一同煮粥。由于蔬菜中糖的含量非常低,且蔬菜中含有的食物纤维能减缓粥的吸收。也可在粥里放一些肉类，当然在总量控制的情况下。肉类在胃中停留的时间长，吸收也比大米更慢。

血糖高的人，最好在粥里加一些粗粮或豆类，做成八宝粥，粗粮吸收缓慢，豆类中含有较多的抗性淀粉，这些都可以减少粥对血糖的影响。

需要注意的是，在白粥里加了肉、豆、菜等可以让血糖减慢升高，但这种方法并不能降低血糖，只是减少血糖波动的风险。

❓ 吃南瓜能降血糖吗？

答：一直以来，南瓜被糖尿病患者奉为"神瓜"，就是因为听说南瓜可以降血糖。有人还说只要连续食用 100 斤南瓜就能控制糖尿病，还不用吃药……由此，引发了一股南瓜热。市场上各种以南瓜为原料的食品、保健品更是吸引了成千上万热衷于食疗的糖尿病患者。可是查阅升糖指数表却令人惊愕——南瓜的升糖指数高达 75，属于高升糖食物。也就是说，吃南瓜是容易让你的血糖迅速升高的，作为一种含有糖分和能量的食物，南瓜对血糖的影响是升高而非降低。

值得关注的是，虽然南瓜口感甜，但南瓜升血糖的主要成分还是碳水化合物。对糖尿病患者而言，吃些南瓜（每日不超过 200 克）代替部分主食是可以的。但不加限制地大量进食南瓜，或因吃南瓜而自作主张停用正规的降糖药物，那就大错特错了。

2004 年《健康时报》率先报道了南瓜并不能降糖的消息，近年上海交通大学附属瑞金医院内分泌代谢病临床医学中心研究人员研究发现：给糖尿病患者未服药和空腹情况下进食南瓜 200 克，结果发现并不能使血糖降低，反而使血糖升高。到目前为止,没有人从南瓜中分离出有降糖尿病作用的成分。

食用秋葵能降血糖是真的吗?

答:秋葵是锦葵科秋葵属一年生草本植物,又名野西瓜苗、香铃草、山西瓜秧、野芝麻、打瓜花。生于耕地、田边、路旁、菜园或人家周围隙地。原产非洲热带地区,20 世纪 90 年代初引入我国内陆,现全国各地均有栽培。秋葵以嫩果供食用,既是营养丰富的鲜美蔬菜,又有药用保健效果,含有丰富的蛋白质、不饱和脂肪酸、游离氨基酸、矿物质、维生素、生物碱等多种生物活性成分。秋葵含丰富的黄酮,结合各营养元素能促进人体全方位的自我调理,从而确保人体内分泌平衡、有抗衰老、抗疲劳、增耐力、血液循环加快等功效。《全国中草药汇编》记载:民间全草用于治疗急性关节炎,感冒咳嗽,肠炎,痢疾;外用治烧烫伤,疮毒;种子用于治疗肺结核咳嗽,肾虚头晕耳鸣耳聋。新疆民间用于治疗风湿性关节炎,取得了良好的临床效果。

秋葵富含的黄酮类化学物中,有一种物质称之为槲皮素(Que),该物质有有抑制肾小球系膜区扩张、抑制细胞外基质(ECM)积聚及基底膜增厚、防治肾小球硬化的功用。有研究表明,槲皮素(Que)对链脲佐菌素诱导的糖尿病(DM)大鼠具有显著的降糖作用,并随着疗程的延长,降糖效果愈佳,而对正常大鼠血糖无影响,提示槲皮素(Que)对血糖具有双向调节作用,治疗后胰岛素水平明显降低,还可能具有降低高胰岛素血症和改善胰岛素抵抗的作用,对于改善症状、防治糖尿病(DM)的发生与发展有一定意义。

食用方法:秋葵可凉拌、热炒、油炸、炖食,做色拉、汤菜等,在凉拌和炒食之前必须在沸水中烫三五分钟以去涩。它的属性偏寒凉,烫熟后蘸掺有蒜末、辣椒末的酱油食用,可以稍微平衡它的寒凉,但脾胃虚寒、容易腹泻或排软便的人,还是不宜吃太多。秋葵加入咖喱和其他调味料一起煮,味道便截然不同,对秋葵不大习惯的人,不妨一试。秋葵也能生食,洗净后冷藏能保存几天,鲜味不减。不过,秋葵跟蔬菜一样,因为含有较多的钾,患肾病者要慎用。

？ 如何理解吃苦瓜的降血糖作用?

答:苦瓜富含苦瓜甙,苦瓜甙可促进肌肉细胞和脂肪组织对血液中糖分的吸收与利用,并可增强肝脏和肌肉中糖原的合成。可抑制糖再生,从而降低血糖,减少糖尿,并可预防因糖尿病引起的酸中毒。还可以活化及修复胰腺细胞,促进胰岛素分泌,提高血糖利用率,对降低血液中血糖含量和预防糖尿病并发症具有显著效果。

但仅仅通过某一种食品来降血糖,是不科学的,因为需要吃上几十斤乃至上百斤苦瓜才能达到实验室显效的最低量,在现实中很难做到,但是吃苦瓜对于降血糖确实有好处。

？ 民间用玉米须降血糖有效吗?

答:玉米须是禾本科作物玉米的干燥花柱和柱头。玉米须含有黄酮类、多糖、有机酸、氨基酸、甾醇类及硅、钾、铬等化学成分。现代药理研究表明,玉米须水提物、多糖、皂苷等成分具有利尿、降压、降血糖、利胆、保护肝损伤、抗菌、抗肿瘤、调节免疫、抗氧化等多方面的药理活性。

许多中医名家在治疗糖尿病时,多会用到玉米须,药理研究证实其具有一定的降糖作用。玉米须不仅可单味药煎服,还可与其他中草药配伍后使用。含玉米须的复方降糖宁颗粒剂,具有降糖、降脂、增强 2 型糖尿病患者的耐糖能力和增加肝糖原含量、改善脂质代谢的作用。肾康丸由黄芪、水蛭、玉米须等中药组成,对糖尿病、肾病具有显著的肾保护作用。降糖益肾方由熟地、山茱萸、黄芪、玉米须等9味药物组成,可使血糖水平显著下降,高胰岛素血症、早期肾损伤得到改善,延缓肾脏病变的进一步发展。由熟地、黄芪、玉米须等组成的降糖颗粒,用于治疗糖尿病肾病具有良好的疗效。

临床研究表明,在饮食和运动治疗基础上采用玉米须煎剂治疗初诊2型糖尿病可降低空腹血糖、餐后2h血糖和糖化血红蛋白,达到预期的血糖控制目标,并使临床症状改善,疗效确切。

❓ 民间介绍的玉米须煮水有何方法?

答:取干燥玉米须60克,加温水600毫升,用文火煎煮30分钟,约得200~300毫升药液,过滤后内服,分两次服完。最好能坚持长期服用,半年以后效果最佳,对治疗糖尿病、口渴、多饮、多尿有极好的疗效。

❓ 糖尿病患者吃野菠萝有何益处?

答:野菠萝主要分布于东半球热带地区,常生于海边沙地。为常见观赏树种。其果实富含生物碱、木脂素、甾醇、有机酸等化合物;具有降血糖、抑菌和中枢神经系统抑制作用等药理活性。临床用于治疗感冒、糖尿病、促进血管内皮生长、抗凝血和抗肿瘤等病症,糖尿病患者适量食用有益健康。

❓ 为什么不能把升糖指数作为选择食物的唯一标准?

答:升糖指数(GI)只能反映其升血糖的能力,却不能反映食物的蛋白质、脂肪含量甚至热量等,所以,把GI作为选择食物的唯一参考指标,不够全面,容易弄巧成拙。因为低 GI 食物,可能是高热量和高脂肪,会令体重上升。以朱古力棒为例,GI 值是 51,属较低,但 100 克朱古力棒就有 491 千卡的热量,几乎有近 24 克的脂肪,吃得越多,愈易肥。

因而,还是要坚持均衡饮食,在坚持"三低一高"(即低脂、低糖、低盐和高纤维)的基础上,再参考 GI 值,选出一些有助维持血糖稳定的碳水化合物,例如全麦面包的热量和白面包差不多,但前者的 GI 值较低,更有利健康。

❓ 膳食纤维有何降血糖作用?

答:膳食纤维素(DF)减慢胃排空速度,推迟食糜进入十二指肠的过程而延缓营养物质的消化吸收。增加食糜形成大胶团而限制食物营养成分的消化酶接触,并稀释消化酶使消化酶表现活性降低,消化过程减慢。可使肝脏中与糖分解代谢有关的酶活性升高,肝细胞上胰岛素受体数目增多,对胰岛素有亲和力。

❓ 饮食治疗有哪些误区?

答:以下误区要特别提醒:

1. 单纯控制主食的摄入就等于饮食治疗,饭吃的越少对病情控制越有利。

2. 咸的食品或含甜味剂的糖尿病专用食品不需控制摄入。

3. 多吃了食物只要加大口服降糖药剂量就可以使血糖正常。

4. 饮食控制已非常严格,吃点零食充饥没有关系。

5. 少吃一顿就不用再吃药。

6. 采用胰岛素治疗后饮食就不需要再控制了。

7. 植物油中含有多量的不饱和脂肪酸,比动物油要好,因此不需要限制植物油的摄入。

8. 膳食纤维对于控制血糖有利,因此每日只吃粗粮不吃细粮。

9. 用尿糖试纸是否变色评价食物是否含糖。

10. 山楂(红果)或流传的降糖食疗方法都可以降糖,毋须限制。

11. 吃馒头比吃米饭升血糖更高。

12. 不吃糖,但可以多吃些蜂蜜。

糖尿病高危人群应如何采取健康生活方式?

答:除了遗传因素,身体活动减少及(或)能量摄入增多而导致的肥胖是 2 型糖尿病患者中最常见的危险因素。肥胖的人体重减轻 5 千克左右,就可降低患糖尿病的风险。

(1)合理饮食,控制每日总能量摄入。

(2)适量运动,每周中等强度运动达 150 分钟或更多。

(3)保持健康体重,BMI 控制在 24 以下。

糖尿病患者为何应重视饮食控制和运动治疗?

答:对糖尿病患者而言,饮食治疗是所有治疗的基础,是任何阶段预防和控制糖尿病必不可少的措施。适量活动则可加强心血管系统的功能,改善血压和血脂,改善胰岛素的敏感性,提高血糖的控制效果。糖尿病患者应首先控制饮食、加强体育锻炼,2~3 个月血糖控制仍不满意者,应选用口服降糖药或使用胰岛素治疗。

(1)饮食控制。

控制总能量摄入。

膳食总能量的 20%~30% 应来自脂肪,其中少于 1/3 的能量来自于饱和脂肪。

碳水化合物所提供的能量应占总能量的 55%~65%,应多摄入富含膳食纤维的蔬菜水果。对碳水化合物总能量的控制比控制种类更重要。

蛋白质不应超过需要量,即不多于总能量的 15%。有微量白蛋白尿的患者,蛋白质的摄入量应限制在低于 0.8~1.0 克 / 千克体重。有显性蛋白尿的患者,蛋白质的摄入量应限制在 0.8 克 / 千克体重。

限制饮酒,特别是肥胖、高血压和(或)高甘油三酯血症的患者。酒精可使应用促胰岛素分泌剂或胰岛素治疗的患者出现低血糖。

避免摄入过多甜食,可用无能量非营养性甜味剂。

食盐摄入量控制在每日 6 克以内,尤其是高血压患者。

(2)运动治疗。

糖尿病患者均应在制定运动计划之前进行医学检查。运动计划的制订要在医务人员的指导下进行,应强度适当,量力而行,注意安全。

应随身携带糖果或巧克力,预防低血糖发生。

尽量结伴运动,并且随身携带写有自己病情、要求急救及联系人等的患者卡片,以备急用。

运动鞋要轻便松软,鞋底不能太薄。

第六节　血　糖　监　测

血糖监测是糖尿病管理中的重要组成部分,血糖监测的结果有助于评估糖尿病患者糖代谢紊乱的程度,制定降糖方案,同时反映降糖治疗的效果并指导对治疗方案调整。

HbA1c 是评价长期血糖控制的金指标,也是指导临床调整治疗方案的重要依据之一。标准的 HbA1c 检测方法的正常值范围为 4%~6%,在治疗之初建议每 3 个月检测 1 次,一旦达到治疗目标可每 3~6 个月检查一次。对于患有贫血和血红蛋白异常疾病的患者,HbA1c 的检测结果是不可靠的。可用血糖、糖化血清白蛋白或糖化血清蛋白来评价血糖的控制。HbAlc 测定所采用的方法应可以溯源到美国糖尿病控制与并发症实验(DCCT)中曾使用过的 HbAlc 检测方法。

一、自我血糖监测(SMBG)

自我血糖监测是最基本的评价血糖控制水平的手段。SMBG 能反映实时血糖水平,评估餐前和餐后高血糖以及生活事件(锻炼、用餐、运动及情绪应激等)和降糖药物对血糖的影响,发现低血糖,有助于为患者制定个体化生活方式干预和优化药物干预方案,提高治疗的有效性和安全性;另一方面,SMBG 作为糖尿病自我管理的一部分,可以帮助糖尿病患者更好地了解自己的疾病状态,并提供一种积极参与糖尿病管理、按需调整行为及药物干预、及时向医务工作者咨询的手段,从而提高治疗的依从性。SMBG 是糖尿病综合管理和教育的组成部分,建议所有糖尿病患者都进行 SMBG。在胰岛素治疗的患者中应用 SMBG 能改善代谢控制、并可能减少糖尿病相关终点事件。

自我血糖监测(SMBG)一般在家中进行,采用便携式血糖仪进行毛细血管血糖检测是最常用的方法,但如条件所限不能检测血糖,尿糖的检测包括尿糖定量检测也是可以接受的。

1. 自我血糖监测的指导和质量控制　开始自我血糖监测前应由医师或护士对糖尿病患者进行监测技术和监测方法的指导,包括如何测血糖、何时监测、监测频率和如何记录监测结果。医师或糖尿病管理小组每年应检查 1~2 次患者自我血糖监测技术和校准血糖仪,尤其是自我监测结果与 HbA1c 或临床情况不符时。

特别需要强调的是,血糖监测应该是糖尿病教育和管理方案的一部分,医务人员在建议糖尿病患者开展自我血糖监测的同时也应教育患者血糖监测的目的、意义并辅导患者正确解读血糖监测的结果和应采取的相应措施。

自我血糖监测适用于所有糖尿病患者。但对于某些特殊患者更要注意加强血糖监测,如妊娠期接受胰岛素治疗的患者,血糖控制标准更严,为了使血糖达标,同时减少低血糖的发生,这些患者进行自我血糖监测更重要,应该增加监测频率。而对于那些没有使用胰岛素治疗的患者采用定期结构化的血糖监测,监测次数可以相对较少。

2. 自我血糖监测时间点

(1)餐前血糖监测:适用于注射基础、餐时或预混胰岛素的患者。当血糖水平很高时应首先关注空腹血糖水平。在其他降糖治疗有低血糖风险时(用胰岛素促泌剂治疗且血糖控制良好者)也应测定餐前血糖,测定方法详见(图34)。

(2)餐后血糖监测:适用于注射餐时胰岛素的患者和采用饮食控制和运动控制血糖者。在其空腹血糖和餐前血糖已获良好控制但 HbA1c 仍不能达标者可通过检测餐后血糖来指导针对餐后高血糖的治疗。

(3)睡前血糖监测:适用于注射胰岛素的患者,特别是晚餐前注射胰岛素的患者。

(4)夜间血糖监测:用于了解有无夜间低血糖,特别在出现了不可解释的空腹高血糖时应监测夜间血糖。

(5)出现低血糖症状或怀疑低血糖时应及时监测血糖。

（6）剧烈运动前后宜监测血糖。

3. 自我血糖监测方案　　自我血糖监测的方案取决于病情、治疗的目标和治疗方案。

（1）因血糖控制非常差或病情危重而住院治疗者应每天监测 4~7 次血糖或根据治疗需要监测血糖,直到血糖得到控制。尿糖测定方法详见(图 35)。

（2）采用生活方式干预控制糖尿病的患者,可根据需要有目的地通过血糖监测了解饮食控制和运动对血糖的影响来调整饮食和运动。

（3）使用口服降糖药者可每周监测 2~4 次空腹或餐后血糖或在就诊前一周内连续监测 3 天,每天监测 7 点血糖(早餐前后、午餐前后、晚餐前后和睡前)。

（4）使用胰岛素治疗者可根据胰岛素治疗方案进行相应的血糖监测:①使用基础胰岛素的患者应监测空腹血糖,根据空腹血糖调整睡前胰岛素的剂量。②使用预混胰岛素者应监测空腹和晚餐前血糖,根据空腹血糖调整晚餐前胰岛素剂量,根据晚餐前血糖调整早餐前胰岛素剂量。③使用餐时胰岛素者应监测餐后血糖或餐前血糖,并根据餐后血糖和下一餐前血糖调整上一餐前的胰岛素剂量。

（5）尿糖的自我监测

虽然自我血糖监测是最理想的血糖监测手段,但有时受条件所限无法作血糖时,也可以采用尿糖测定来进行自我监测。尿糖的控制目标是任何时间尿糖均为阴性,但是尿糖监测对发现低血糖没有帮助。特殊情况下,如肾糖阈增高(如老年人)或降低(妊娠)时,尿糖监测对治疗的指导作用意义不大。尿糖测定方法详见(图 35)。

尿糖测试

正常情况下,尿液不含糖分,但当血糖浓度超过肾脏能吸收的极限时,糖分便会从尿液中溢出。

方法:测试早上起床的第二次及饭后两小时的小便。

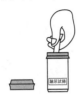

1. 从瓶中取出一支验尿试条以便应用

2. 然后立即扭紧瓶盖

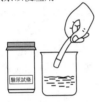

3. 将验尿试条之试验部分浸入小便后马上取出

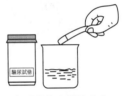

4. 把试条之边缘置于盛尿器皿,使过多之小便流出

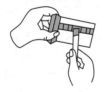

5. 试条从小便中取出后,按瓶上指示时间,把试条之试验部分放近瓶上之颜色表,比对颜色变化

6. 记录验尿结果

图35 尿糖检测示意图

4. 血糖测试 自我血糖检测方法简单,只需将患者的一滴血滴在试纸上,透过血糖仪,便能知道患者当时的血糖水平,比验尿准确。

5. 自我血糖监测(SMBG)的频率和时间点 SMBG的监测

频率和时间要根据患者病情的实际需要来决定。SMBG 的监测可选择一天中不同的时间点,包括餐前、餐后 2 小时、睡前及夜间(一般为凌晨 2~3 时)。建议的监测频率和各时间点血糖监测的适用范围见表 28、表 29。

表 28　各类指南对自我血糖监测(SMBG)监测频率的建议

治疗方案	指南	未达标 (或治疗开始时)	已达标
胰岛素治疗	中华医学会糖尿病学分会 CDS(2010)	≥5 次 / 天	2~4 次 / 天
	美国糖尿病学会 ADA(2010)	多次注射或胰岛素泵治疗	≥3 次 /d
		1~2 次注射:SMBG 有助于血糖达标,为使餐后血糖达标应进行餐后血糖监测	
非胰岛素治疗	国际糖尿病联盟 IDF(2009)	每周 1~3 天,5~7 次 / 天(适用于短期强化监测)	每周监测 2~3 次餐前和餐后血糖
	CDS(2010)	每周 3 天,5~7 次 / 天	每周 3 天,2 次 / 天
	ADA(2010)	(包括医学营养治疗者)SMBG 有助于血糖达标,为使餐后血糖达标应进行餐后血糖监测	

表 29　各时间点血糖的适用范围

时间	适用范围
餐前血糖	血糖水平很高,或有低血糖风险时(老年人、血糖控制较好者)
餐后 2 小时血糖	空腹血糖已获良好控制,但 HbA1c 仍不能达标者;需要了解饮食和运动对血糖影响者

时间	适用范围
睡前血糖	注射胰岛素患者,特别是晚餐前注射胰岛素患者
夜间血糖	胰岛素治疗已接近达标,但空腹血糖仍高者;或疑有夜间低血糖者
其他	出现低血糖症状时应及时监测血糖剧烈运动前后宜监测血糖

（1）胰岛素治疗患者的 SMBG 方案:目前大多数指南均推荐,胰岛素治疗的患者需要每日至少 3 次的 SMBG,可根据不同的治疗制定个体化的监测方案,具体如下。

1）胰岛素强化治疗患者的 SMBG 方案:胰岛素强化治疗（多次胰岛素注射或胰岛素泵治疗）的患者在治疗开始阶段应每天监测血糖 5~7 次,建议涵盖空腹、三餐前后、睡前。如有低血糖表现需随时测血糖。如出现不可解释的空腹高血糖或夜间低血糖,应监测夜间血糖。达到治疗目标后每日监测血糖 2~4 次。

2）基础胰岛素治疗患者的 SMBG 方案:使用基础胰岛素的患者在血糖达标前每周监测 3 天空腹血糖,每两周复诊 1 次,复诊前 1 天加测 5 个时间点血糖谱;在血糖达标后每周监测 3 次血糖,即:空腹、早餐后和晚餐后,每月复诊 1 次,复诊前 1 天加测 5 个时间点血糖谱见表 30、表 31。

表 30　多次胰岛素注射治疗的血糖监测方案举例

血糖监测	空腹	早餐后	午餐前	午餐后	晚餐前	晚餐后	睡前
未达标	×	×	√	×	√	×	×
已达标	×				×	×	×

注:"×"需测血糖的时间;"√"可以省去测血糖的时间

表 31   基础胰岛素治疗的血糖监测方案举例

血糖监测	空腹	早餐后	午餐前	午餐后	晚餐前	晚餐后	睡前
未达标							
每周 3 天	×						
复诊前 1 天	×	×		×		×	×
已达标							
每周 3 次	×	×				×	
复诊前 1 天	×			×		×	×

注:"×"需测血糖的时间

3）每日两次预混胰岛素治疗患者的 SMBG 方案:使用预混胰岛素者在血糖达标前每周监测 3 天空腹血糖和 3 次晚餐前血糖,每两周复诊 1 次,复诊前 1 天加测 5 个时间点血糖谱;在血糖达标后每周监测 3 次血糖,即:空腹、晚餐前和晚餐后,每月复诊 1 次,复诊前 1 天加测 5 个时间点血糖谱见表 32。

表 32   每日两次预混胰岛素注射患者的血糖监测方案举例

血糖监测	空腹	早餐后	午餐前	午餐后	晚餐前	晚餐后	睡前
未达标							
每周 3d	×			×			
复诊前 1 天	×	×		×		×	×
已达标							
每周 3 次	×						
复诊前 1 天	×	×		×		×	×

注:"×"需测血糖的时间

（2）非胰岛素治疗患者的 SMBG 方案:非胰岛素治疗的 2 型糖尿病患者,应根据治疗方案和血糖控制水平决定 SMBG 频率和方案,一般可每周监测 3 天,在特殊情况下进行短期强化监测。

1）非胰岛素治疗患者的短期强化监测方案：短期强化SMBG适用于：有低血糖症状；旅行；感染等应激状态；正在对用药、饮食或运动方案进行调整；HbA1c水平升高；刚进入一个新的生活环境，如入学、开始新工作或改变工作时间；需要获得更多的血糖信息等情况。监测方案为每周3天，每天监测5~7个时间点血糖，包括餐前、餐后及睡前见表33。在获得充分的血糖数据并采取了相应的治疗措施后，可以减少到交替SMBG方案见表34。

表33 非胰岛素治疗患者的短期强化血糖监测方案

时间	空腹	早餐后	午餐前	午餐后	晚餐前	晚餐后	睡前
周一							
周二							
周三	×	×	√	×	×	×	√
周四	×	×	√	×	×	×	√
周五	×	×	√	×	×	×	√
周六							
周日							

注："×"需测血糖的时间；"√"可以省去测血糖的时间

表34 非胰岛素治疗患者的交替自我血糖监测方案

时间	空腹	早餐后	午餐前	午餐后	晚餐前	晚餐后	睡前
周一	×	×					
周二			×	×			
周三					×	×	
周四	×	×					
周五			×	×			
周六					×	×	
周日	×	×					

注："×"需测血糖的时间

2）非胰岛素治疗患者的餐时配对方案:餐时配对方案建议每周 3 天,分别配对监测早餐、午餐和晚餐前后的血糖水平见表35,帮助患者了解饮食和相关治疗措施对血糖水平的影响。

表 35　非胰岛素治疗患者的餐时配对血糖监测方案
(以进餐为基础的自我血糖监测)

时间	空腹	早餐后	午餐前	午餐后	晚餐前	晚餐后	睡前
周一	×	×					
周二							
周三			×	×			
周四							
周五							
周六					×	×	
周日							

注:"×"需测血糖的时间

（3）生活方式治疗患者的 SMBG 方案:生活方式治疗患者建议每周测 5~7 点血糖谱,以指导营养和运动方案,并能在血糖持续不达标时尽早开始药物治疗。

1）SMBG 的准确性和影响因素:SMBG 的实施需要患者选择一款足够精准、操作简便、易学易用且有良好售后服务保障的血糖仪。血糖仪的主要功能是通过一定的化学反应将血液中的葡萄糖转化成可测量的物质,最终测量结果显示在仪器屏幕上供人们识读。目前,国内市场上的血糖仪品种繁多,按照血糖仪测量原理可以分成光化学血糖仪和电化学血糖仪,根据血糖试纸条中使用的酶又可以分为葡萄糖氧化酶和葡萄糖脱氢酶。

血糖仪的准确性:通常所说的血糖仪的准确性包含了两个

方面:准确性和精确性。准确性是指血糖仪的测量结果与患者真实血糖值之间的一致程度,精确性是指同一样本多次重复测量后的一致程度。

准确性的标准:在空腹状态下,采集静脉血浆用生化仪进行血糖测试的同时,采用毛细血管全血使用血糖仪进行测试,血糖仪的测试结果和生化仪的测试结果之间的偏差应控制在如下范围:当血糖浓度 <4.2 毫摩尔 / 升时,95% 的测试结果应在 ±0.83 毫摩尔 / 升偏差范围内;当血糖浓度 ≥4.2 毫摩尔 / 升时,95% 的测试结果应在 ±20% 范围内。

精确性的标准:血糖浓度 <5.5 毫摩尔 / 升时,标准差 <0.42 毫摩尔 / 升;血糖浓度 ≥5.5 毫摩尔 / 升,变异系数(CV)<7.5%。

SMBG 的影响因素:通常血糖仪采用毛细血管全血葡萄糖,而实验室检测的是静脉血清或血浆葡萄糖,采用血浆校准的血糖仪检测数值空腹时与实验室数值较接近,餐后或服糖后毛细血管葡萄糖浓度会略高于静脉血浆糖,若用全血校准的血糖仪检测数值空腹时较实验室数值低 12% 左右,餐后或服糖后毛细血管葡萄糖浓度与静脉血浆糖较接近。

由于血糖仪采用血样大多为全血,因此红细胞压积影响较大,相同血浆糖水平时,随着红细胞压积的增加,全血葡萄糖检测值会逐步降低。若有红细胞压积校正的血糖仪可使这一差异值减到最小。

目前血糖仪核心技术主要采用生物酶法,主要有葡萄糖氧化酶(GOD)和葡萄糖脱氢酶(GDH)两种,而 GDH 还需联用不同辅酶,分别为吡咯喹啉醌葡萄糖脱氢酶(GDH-PQQ)、黄素腺嘌呤二核苷酸葡萄糖脱氢酶(GDH-FAD)及烟酰胺腺嘌呤二核苷酸葡萄糖脱氢酶(GDH-NAD)3 种。GOD 血糖仪对葡萄糖特异性高,无糖类物质干扰,易受高浓度氧影响。GDH 血糖仪反应无需氧的参与,无氧浓度的干扰,但因联用不同辅酶可能对非葡萄糖类物质有交叉反应。

内源性和外源性药物的干扰,如对乙酰氨基酚、维生素 C 、水杨酸、尿酸、胆红素、甘油三酯、氧气、麦芽糖、木糖等。当血液中存在大量干扰物时,血糖值会有一定偏差。常见的可能使血糖测定值假性升高的干扰物质:非葡萄糖的其他糖类物质、维生素 C、高胆红素;常见的可能使血糖测定值假性降低的干扰物质:高尿酸。

pH 值,温度,湿度和海拔高度都是血糖仪最佳工作状态的必要条件。

操作不当,血量不足,局部挤压,更换试纸批号校正码未换或试纸保存不当等都会影响血糖监测的准确性。

2)患者教育:SMBG 的患者教育包括规范化的血糖测试和记录、SMBG 结果的解读及如何通过糖尿病教育使糖尿病患者认识到,SMBG 结果本身对疾病的改善作用不大,只有医护人员和患者共同回顾讨论 SMBG 的结果并采取措施积极改变行为和调整治疗,才能使 SMBG 成为有效的糖尿病自我管理的工具。

医务人员应与患者充分讨论个体化的应用 SMBG 结果和医护人员一起调整治疗方案。

血糖测试和记录:在实际的患者自我监测过程中,使用者的操作技术也是影响血糖测量结果精准性的关键因素,可以通过以下 3 个步骤来规范患者的操作。

测试前的准备:准备采血工具、血糖仪和血糖试纸,应严格按照血糖仪操作说明书的要求进行操作,并在血糖仪产品适宜的操作温度范围内进行测量;清洁采血部位(如指腹侧面),可用肥皂和温水将手(尤其是采血部位)洗干净,并用干净的餐巾纸或棉球擦干;清洁后将采血部位所在的手臂自然下垂片刻,然后按摩采血部位并使用适当的采血器。

获得足量的血样,切勿以挤压采血部位获得血样,否则组织间液进入会稀释血样而干扰血糖测试结果。

测试中的要求:建议一次性吸取足量的血样量;在测试中不要按压或移动血糖试纸、血糖仪等。

测试后的要求:记录血糖测试结果,如果测试结果可疑,则建议重新测试一次。若仍有疑问,则应咨询医护人员或与血糖仪产品厂家联系。在确定原因和咨询医护人员前,请务必不要更改当前的糖尿病治疗方案;取下测试用的血糖试纸,并与针头一起丢弃在适当的容器中;将血糖测试用品(血糖仪、血糖试纸、采血器等)存放在干燥清洁处。

质量控制:新买的血糖仪、启用新的试纸条及血糖仪更换电池后需要用随机所带的模拟液或质控液进行仪器校正,当SMBG 结果与 HbA1c 或临床情况不符时,或怀疑血糖仪不准确时,应随时进行仪器校准。

SMBG 血糖数据管理:血糖日志应包含血糖、饮食、运动等多方面信息,有条件可进行计算机化的数据管理,利用有线的数据传输或无线传输技术将血糖仪与电脑连接,借助血糖管理软件将血糖数据下载,可显示血糖记录册、血糖趋势图、14 天图谱等,能更好地用以评价血糖控制趋势及药物、饮食和运动对血糖控制的影响,指导治疗方案的优化。

指导患者将 SMBG 用于自我糖尿病管理:血糖控制目标,监测的目的,指导患者如何解释监测结果,如何参考结果采取行动。同时,医务人员应认真审查血糖记录,并根据 SMBG 监测结果调整治疗方案。

二、动态血糖监测

患者进行自我血糖监测(SMBG)是血糖监测的基本形式,

而糖化血红蛋白（HbA1c）是反映长期血糖控制水平的金标准。但无论是 HbA1c 还是 SMBG，自身都存在一定的局限性。HbA1c 反映的是过去 2~3 个月的平均血糖水平，因此对于调整治疗后的评估存在"延迟效应"，同时 HbA1c 不能反映低血糖的风险，也不能精确反映血糖波动的特征。SMBG 无法完整反映患者的全天血糖谱，存在监测的"盲区"。因此，近年来发展的动态血糖监测（CGM）成为传统血糖监测方法的有效补充，并逐渐在临床上得到推广和应用。但这一技术的临床优势、适应证、监测数据的准确性评判、监测结果的阐释及如何指导临床实践尚未为广大临床医师熟识。

1. CGM 技术简介　　CGM 是指通过葡萄糖感应器监测皮下组织间液的葡萄糖浓度而间接反映血糖水平的监测技术，可以提供连续、全面、可靠的全天血糖信息，了解血糖波动的趋势，发现不易被传统监测方法所检测到的高血糖和低血糖。

与便携式血糖仪监测血糖相比，CGM 技术主要特点是通过葡萄糖感应器监测血糖，两者之间主要的特点见（表 36）。CGM 技术分为回顾性 CGM（retrospective CGM）和实时 CGM 两种。目前我国临床应用的主要是回顾性 CGM 技术，已有多种监测仪器应用于临床，其中 CGM 系统（CGMS）于 1999 年获得美国食品药品管理局批准，2001 年获我国食品药品管理局批准并应用于临床及研究中。CGMS 由葡萄糖感应器、线缆、血糖记录器、信息提取器和分析软件 5 部分组成。感应器由半透膜、葡萄糖氧化酶和微电极组成，借助助针器植入受检者腹部皮下，并与皮下组织间液中的葡萄糖发生化学反应产生电信号。记录器通过线缆每 10 秒接受 1 次电信号，每 5 分钟将获得的平均值转换成血糖值储存起来，每天可储存 288 个血糖值。受检者佩戴记录器 72h，期间每日至少输入 4 次指血血糖值进行校正，并输入可能影响血糖波动的事件,如进餐、运动、降糖药物及低血糖反应等。3d 后取下感应器,经信息提取器将数据下载到计算机,用专门的分析软件进行数据分析,可获得患者连续 3d 内血糖动态变化的信息。报告中血糖情况以曲线图、饼图及表格等形式呈现,结合所标记的各种影响血糖变化的事件及时间,在确保数据准确性的前提下定量和定性地反映受试者血糖水平及血糖波动的特征。国内外开展的临床研究表明,回顾性和实时 CGM 技术均具有较好的准确性和安全性。

表 36 便携式血糖仪和动态血糖监测技术比较

项目	便携式血糖仪	动态血糖检测技术
机制和性能	1. 通过一次性试纸检测血糖值 2. 部分血糖仪具有数据存储功能,可通过管理软件将血糖信息输入电脑	1. 通过植入皮下感应器24小时连续监测葡萄糖水平 2. 血糖记录器中的数据可通过信息提取器下载至电脑,分析软件定性和定量地描述患者的血糖状况
数据特点	1. 如"快照"一般即时反映某点血糖 2. 糖尿病管理方案的制定基于分散的数据,这些数据可以部分反映患者血糖随饮食、药物、运动等事件的变化 3. 血糖仪导出的记录可以回顾性描述血糖谱,血糖谱由少数血糖值组成	1. 如"电影"一般连续显示血糖变化情况 2. 连续反映患者血糖随饮食、药物、运动等事件的变化 3. 反映血糖变化趋势的数据(如变化的速率和方向等),可以帮助患者了解血糖变化的整体趋势和个体化特征
测量方法	1. 测定血中葡萄糖水平 2. 用采血针和试纸取血,一般采手指血,也可以使用其他部位。	1. 测定皮下组织间液反映葡萄糖浓度的电信号,然后转化成糖值 2. 感应器多埋植于腹部皮下,也可以是手臂等其他部位

2. CGM 技术的临床应用　CGM 主要的优势在于能发现不易被传统监测,方法所探测到的高血糖和低血糖,尤其是餐后高血糖和夜间无症状性低血糖,因此在临床中具有较为广阔的应用空间。例如:

（1）可以发现与下列因素有关的血糖变化:如食物种类、运动类型、药物品种、精神因素、生活方式等。

（2）了解传统血糖监测方法难以发现的餐后高血糖、夜间低血糖、黎明现象、Somog yi 现象（低血糖后高血糖）等。

（3）帮助制定个体化的治疗方案。

（4）提高治疗依从性。

（5）提供一种用于糖尿病教育的可视化手段。而在评估血糖波动及发现低血糖方面 CGM 具有独特的优势。

3. 血糖波动的评估　血糖波动是独立于 HbA1c 之外的另一重要的血糖控制评价指标。CGM 能够更全面、准确地反映血糖波动的特征;而以 CGM 数据为基础的血糖波动参数已被广泛应用于临床研究。

4. 回顾性 CGM 技术临床应用的适应证　回顾性 CGM 主要适用于以下患者或情况,包括:

（1）1 型糖尿病。

（2）需要胰岛素强化治疗（例如每日 3 次以上皮下胰岛素注射治疗或胰岛素泵强化治疗）的 2 型糖尿病患者。

（3）在 SMBG 的指导下使用降糖治疗的 2 型糖尿病患者,仍出现下列情况之一者:

1）无法解释的严重低血糖或反复低血糖、无症状性低血糖、夜间低血糖。

2）无法解释的高血糖,特别是空腹高血糖。

3）血糖波动大。

4）出于对低血糖的恐惧，刻意保持高血糖状态的患者。

（4）妊娠期糖尿病或糖尿病合并妊娠。

（5）患者教育：动态血糖监测（CGM）可以帮助患者了解运动、饮食、应激、降糖治疗等导致的血糖变化，因此可以促使患者选择健康的生活方式，提高患者依从性，促进医患双方更有效的沟通。

此外，合并胃轻瘫的糖尿病患者、暴发性 1 型糖尿病患者以及特殊类型糖尿病患者等如病情需要也可进行动态血糖监测（CGM），以了解其血糖谱的特点及变化规律，其他伴有血糖变化的内分泌代谢疾病，如胰岛素瘤等，也可应用 CGM 了解血糖变化的特征。

第七节 其他心血管疾病风险因子的监测

血压和血脂的控制对减少糖尿病并发症的发生风险具有重要作用。血压和血脂是两个重要而且可以干预的心血管疾病风险因子，对其进行监测和控制达标与血糖的监测和控制达标同等重要。糖尿病患者每年应至少检查一次血脂（包括 LDL-C、总胆固醇、三酰甘油（甘油三酯）和 HDL-C）。用调脂药物者还应在用药后定期评估疗效和副作用。在患者每次就诊时均应测量血压。应指导高血压患者每日在家中自我监测血压并记录。近期还强调监测并控制血尿酸 <360 微摩尔 / 升。

第十二章　糖尿病患者的家庭护理

　　糖尿病是一种终身疾病,在专科医师的指导下正确运用饮食、运动、降糖药物三类基本疗法,可以很好的控制病情。家庭护理对预防和控制糖尿病的发展显得非常重要,由于多种条件限制,患者不可能长期住院治疗,当病情趋于稳定后,大多回家继续治疗。因此,做好糖尿病患者的家庭护理,能有效降低再次住院率,减轻家庭和社会的负担,促进患者病情的好转与康复。

　　有学者认为,家庭护理的内容应包括协助患者建立家庭支持系统,使患者家属理解并参与护理干预,以督促患者出院后长期保持遵医行为;心理护理增加患者的自我调摄能力,克服心理失衡,改善患者的心理状态;相关知识的宣传与测试,强化家属的糖尿病健康教育,提高家属的健康知识水平;使用家庭病情记录表,每日血糖监测记录、每餐饮食情况、每天胰岛素用量,为患者建立家庭病例档案;定期随访,病情稳定后,每半个月去医院检查一次,每月复查糖化血红蛋白;确定病情变化随访机制,由家属或本人联系医院护士以便观察干预前后患者血糖状况。

　　也有学者将家庭护理概括为以下几个方面内容:

　　1. 已确定为糖尿病时,需住院治疗者,即住院治疗,以免延误病情。当病情趋于稳定后,可回家继续治疗。老年人症状常不明显,应定期检查尿糖、血糖(半年或一年检查一次)。

　　2. 调整生活规律。糖尿病属慢性病,生活规律非常重要,在身体情况允许的情况下,按时起居,有利于糖代谢。每周按时测量体重,作为计算饮食和观察疗效的依据。

3. 合理饮食调配。少进糖食、根茎类蔬菜如：土豆、白薯、山药。要适当限制水果。应增进粗纤维的食物如：糙米、玉米、豆类、绿叶蔬菜、白菜、绿豆芽、黄瓜、芹菜、西红柿等。多食用精蛋白如：瘦肉、蛋、奶、鱼类。选用植物油，少进动物内脏类食物等。

一天中进食次数和主食量，可根据病情、活动量和用降糖药物情况来调整。主食控制：休息者一日 200~250 克；轻劳动者为 250~300 克；中等体力劳动者为 300~400 克。可多吃蔬菜如：冬瓜、黄瓜、西红柿、空心菜、小白菜等。病情轻者，每日 3 餐，主食分配量为 1：2：2 的比例。病情重者，每日主食分为 4~6 次进餐。若用胰岛素治疗时，可在两餐之间及睡前加餐。加餐量从三餐主食中减下 1/3 量。加餐可吃面包、鸡蛋、豆腐干、花生米等，以防止发生低血糖。

4. 科学用药。应遵医嘱，不能凭自己的感觉判断血糖控制的好坏或自行断药、盲目加量、换别的药物服用，服药无规律。指导口服降糖药物的患者，应按时按剂量服药，不可随意增量或减量。磺脲类如格列本脲，应在餐前半小时服用；双胍类如二甲双胍则在餐后服用；阿卡波糖要与第一口饭同服。这样才能取得好的效果，达到控制血糖的目的。由于老年人感知功能减退，记忆力下降对药物的名称、剂量、使用方法、服药时间记忆不清，导致患者误服、漏服、多服。因此须向病人家庭交代清楚，督促指导患者用药。

学会正确使用胰岛素：通常使用动物胰岛素有速效和长效两种，速效餐前半小时注射，长效早餐或晚餐前 1h 注射。应选择刻度精确度达 1% 的 1 毫升注射器，最好是胰岛素专用注射器。抽药时要注意排出微小气泡，以免影响剂量的准确性。长短效胰岛素混合使用时应先抽短效再抽长效，然后混匀，不可反向操作，以免将长效胰岛素混入短效内，影响其速效性。胰岛素的注射方法还有胰岛素笔注射法、胰岛素泵注射法，具体详见有关章节。

5. 坚持适当的活动。适当规律的活动是治疗糖尿病的一种重要手段，可采取多种活动方式，如散步，做健美操，打太极拳，跳老年迪斯科舞、打乒乓球、游泳、跑步。可根据自己的身体情况相爱好，选择活动方式。要持之以恒。活动时间选餐后1~1.5 小时开始，是降血糖的最佳时间。老年肥胖病人早起床后可轻度活动。注射胰岛素的老年人，应避开高峰时间进行活动，以免发生低血糖。

6. 保护皮肤。首先要注意个人卫生，一般情况下每周要洗澡，换衣裤 1~2 次。保持皮肤清洁，尤其是要保持外阴部清洁。每天清洗会阴部，防止发生泌尿系感染。

要特别注意保护双脚。避免穿紧袜子和硬底鞋，以免发生足部溃疡进而发展成坏疽。保护方法如下：

（1）每日检查足部皮肤颜色，有无水疱、破损，发现异常及时处理。

（2）用温水洗脚（切忌过热）。擦干做足部按摩，以促进血液循环。不要用频谱仪做足部治疗，以免烫伤。

（3）保持鞋袜清洁，大小合适，宽松柔软为宜，切勿穿硬胝鞋及凉鞋。

（4）修剪指（趾）甲切忌太短，自己不要修剪鸡眼与胼胝，以免造成感染。

（5）口腔护理。每日至少刷两次牙，或者每餐之后刷一次，每隔 3~4 个月更换一次牙刷。要用软毛牙刷，3~6 个月定期做口腔检查，有问题及时看牙医，并告诉牙医你患糖尿病。

7. 教会病人自测血糖、尿糖。血糖、尿糖常规测定一般是在每次饭前及睡前。尿糖采用 2 次尿试验法，即让病人将尿排空,待 15 分钟留尿检测尿糖。测试结果显示若病情平稳,可维持正常的饮食和治疗计划。

8. 教会病人及时发现并发症,特别是低血糖反应。低血糖反应表现为:饥饿感,全身软弱无力、出汗、恶心、心跳加快、精神不安、面色苍白,重者可昏迷。睡眠中发生低血糖时,病人可突然觉醒,皮肤潮湿多汗,部分病人有饥饿感。出现低血糖,可口服白糖,如无白糖一般的糖果也可。老年糖尿病患者要外出时,身上要备健康卡,标明自己是糖尿病患者、亲属联系电话。

第十三章　糖尿病的三级预防

第一节　一 级 预 防

　　一级预防措施的对象是一般人群,目的是控制各种危险因素,降低糖尿病的发病率,又称为初级预防。一级预防措施包括:

　　1. 健康教育　糖尿病的人群预防是病因预防,最重要的措施是对公众的健康教育,提高全社会对糖尿病危害的认识,教育对象不仅是糖尿病患者和家属,还着眼于以预防为目的的公共教育,使整个社会提高对糖尿病危害的认识以改变不良的生活方式。

　　2. 预防和控制肥胖　肥胖是糖尿病肯定的危险因素。肥胖者,尤其是高血压肥胖者,减轻体重就能减少糖尿病的发生。肥胖者应严格限制吃高糖和高脂肪的食物,多吃富含纤维素和维生素的蔬菜和水果,防止能量的过分摄取。

　　3. 加强体育锻炼和体力活动　经常性的参加适当的体育活动可以减轻体重,增强心血管的功能,从而预防糖尿病及其并发症。

　　4. 提倡膳食平衡　提倡膳食平衡首先要调节饮食,避免能量的过多摄入。可用复杂的碳水化合物取代容易吸收的碳水化合物。膳食纤维有益于控制血糖,改善脂蛋白构成,因此富含纤维素的天然食品如谷类、水果、蔬菜应该首选。其次,应减少饱和脂肪酸的摄入。血清胆固醇是饱和脂肪酸高水平摄入的标志。

有糖尿病阳性家族史且血清胆固醇高的人尤应注意避免饱和脂肪酸的摄入过多。提倡低脂肪高碳水化合物的膳食结构,碳水化合物可占总热量的 50％~60％,限制脂肪摄入到总热量的30％以下,其中饱和脂肪酸,多不饱和脂肪酸和不饱和脂肪酸的比例为 1：1：1。

5. 戒烟、限酒。

其预防策略是:预防 2 型糖尿病应采取分级管理和高危人群优先干预的策略;对普通人群:应根据糖尿病风险程度进行有针对性的糖尿病筛查。筛查方法:空腹血糖宜作为常规的筛查方法,但有漏诊的可能,应尽可能检测 OGTT(空腹血糖和糖负荷后 2 小时血糖);葡萄糖耐量异常(IGT)人群:接受适当的生活方式干预可延迟或预防 2 型糖尿病的发生。

第二节　二 级 预 防

二级预防就是针对高危人群的预防。通过定期筛查尽量做到糖尿病的早发现、早诊断和早治疗,预防延缓糖尿病及其并发症的发生和进展。二级预防强调糖尿病高危人群的监测和定期筛查,以尽早发现,早诊断,尽早给予治疗。主要措施是在高危人群中筛查糖尿病和糖耐量低减者。糖尿病的筛检不仅要查出隐性糖尿病患者、未引起注意的显性糖尿病患者,而且要查出IGT(糖耐量低减)者。IGT 是正常和糖尿病之间的过渡状态,其转归具有双向性,既可转为糖尿病,又可转为正常。因此,在此阶段采取措施具有重要的公共卫生学意义和临床意义。

其预防策略是:对于新诊断和早期 2 型糖尿病患者,采用严格控制血糖的策略以降低糖尿病并发症的发生风险。在没有明显糖尿病血管并发症但具有心血管疾病危险因素的 2 型糖尿病患者中,采取降糖、降压、降脂(主要是降低 LDL-C)和应用阿司匹林治疗,以预防心血管疾病和糖尿病微血管病变的发生。

高危人群指:年龄在 45 岁以上;有糖尿病阳性家族史;肥胖者;曾患妊娠糖尿病的妇女;娩出过巨大儿的妇女;高血压者;高血脂者。对 45 岁以上的人来说,应该每 3 年进行一次血糖检测,以早发现,早诊断,早治疗。对于肥胖或超重的人来说,每 1~2 年进行一次检测。

第三节 三 级 预 防

是针对病人的预防措施,强调糖尿病的规范治疗和疾病管理。通过对糖尿病患者进行规范的治疗和管理,预防并发症的发生,提高生命质量。

其预防策略是:对年龄较大、糖尿病病程较长和已发生过心血管疾病的患者中,要充分平衡强化血糖控制的利弊,在血糖控制目标的选择上采用个体化策略,并制定以患者为中心的糖尿病管理模式。

对上述的 2 型糖尿病患者应在个体化血糖控制基础上,采取降压 / 调脂(主要降低 LDL-C)和应用阿司匹林的措施,以降低心血管疾病反复发生和死亡的风险,并降低糖尿病微血管病变的发生风险。

第十四章　糖尿病的教育和管理

　　对糖尿病病人的健康教育是指导患者学习掌握有关疾病防治知识,提高自我保健和自我护理能力的非药物治疗手段。糖尿病是伴随终生的慢性疾病,因此,必须使糖尿病患者和家属懂得糖尿病的知识,认识到必须做好自我监测及自我保健,才能主动配合医护人员,收到较好的治疗效果。

　　早期的健康教育注重的是提高病人的依从性,病人被动地接受医生制订的治疗方案。而现在糖尿病的健康教育则是指对糖尿病患者的自我管理教育,注重的是病人长期自我管理信念的建立和自我管理技能的提高。提倡的是病人对治疗和管理的主动参与,而不是被动地依从。

　　自我管理教育是糖尿病有效自我保健的根本。为糖尿病的日常护理几乎完全由病人自己来执行。与医生相比,患者个人对治疗的责任更加重大。为取得最佳治疗效果,所以病人教育是必须的。而且,糖尿病的自我管理通常复杂,不仅仅是按时服药和复诊,更要改变多年建立的行为和生活方式。因此病人需要知道并且理解糖尿病及其管理、适用的治疗选择、各种治疗方法的个人花费和益处,以及行为改变和解决问题的策略。而且,他们需要理解自己的糖尿病相关的目标、价值和感觉,他们在制定决策中的角色,以及如何承担日复一日的糖尿病保健责任。

第一节　健康教育的特点

1. 综合性强。糖尿病并不可怕，可怕的是糖尿病所导致的严重并发症。这就要求病人具备与糖尿病终身相伴的知识与能力，而这涉及诸多因素，除医学知识外，还有心理学、教育学、社会学等，这就需要卫生专业人员多学习专科知识，还要有运用各种知识的本领方能对病人进行更好的指导和训练。

2. 复杂性强。糖尿病从单纯的饮食治疗到运动治疗、精神治疗、药物治疗、各种自我监测等等，都充分体现其内容的复杂性。

3. 教育时间长。患者不仅在住院期间接受以医院为基础的教育，还要在出院后接受以社区为基础的教育，只有长期坚持采取多种途径、持之以恒的教育，才会收到好的效果。

第二节　教育和管理的目标和形式

每位糖尿病患者一旦诊断即应接受糖尿病教育，糖尿病教育的目标是使患者充分认识糖尿病并掌握糖尿病的自我管理能力。糖尿病教育可以是大课堂式、小组式或个体化的饮食、运动、血糖监测和培养自我管理能力的指导，后二种形式的针对性更强，更易于个体化。这样的教育和指导应该是长期的和随时随地进行的，特别是当血糖控制较差需要调整治疗方案或因出现并发症需要进行胰岛素治疗时，具体的教育和指导是必不可少的。

第三节　教育的内容

1. 疾病的自然进程。

2. 糖尿病的临床表现。

3. 糖尿病的危害以及如何防治急慢性并发症。

4. 个体化的治疗目标。

5. 个体化的生活方式干预措施和饮食计划。

6. 规律运动和运动处方。

7. 饮食、运动与口服药、胰岛素治疗及规范的胰岛素注射技术。

8. 自我血糖监测和尿糖监测(当血糖监测无法实施时),血糖测定结果的意义和应采取的相应干预措施。

9. 自我血糖监测、尿糖监测和胰岛素注射等具体操作技巧。

10. 口腔护理、足部护理、皮肤护理的具体技巧。

11. 当发生特殊情况时如疾病、低血糖、应激和手术时的应对措施。

12. 糖尿病妇女受孕必须做到有计划,并全程监护。

13. 糖尿病患者的社会心理适应。

热 点 问 答

❓ 糖尿病运动治疗应把握的几件事?

答: 运动强度不可过大,运动量过大或短时间内剧烈运动,会刺激机体的应激反应,导致儿茶酚胺等对抗胰岛素作用的激素分泌增多,血糖升高,甚至诱发糖尿病性酮症酸中毒,对控制糖尿病病情十分不利;若运动中患者出现了诸如血糖波动较大,疲劳感明显且难以恢复等不适应的情况,则应立即减小运动强度或停止运动;活动量大或剧烈运动时应建议糖尿病患者调整饮食和食物,以免发生低血糖。

糖尿病患者饮食及生活方式有何好建议?

答: 中医讲究四时有序,我们祖先根据春温、夏热、秋凉、冬寒四季变化,总结出春生、夏长、秋收、冬藏的发展规律。人体在四季中也有这种生、长、收、藏的规律,糖尿病防治,应强调人们的生活起居要适应这种规律。日出日落也是自然界的规律,因此,地球人(包括糖尿病患者)应"起居有时"。

西医给予大众的糖尿病防治口号是:"把住嘴、迈开腿",我们想,应加上"早点睡"。"把住嘴"就是饮食有节;"迈开腿"就是运动有恒;"早点睡"就是起居有时!

(1)饮食有节"把住嘴":"节"是节制、节律,饮食质和量太过或不足,饮食无定时,均可谓之不节。中医认为,饮食一定要有节制,适时适量,饥饱适中。切忌暴饮暴食或节制过度。《黄帝内经》中"五谷为养,五畜为益,五菜为充"就是说主食、肉类、蔬菜都能养人,有益身体,饮食要多样化,以清淡可口、易于消化、营养丰富的饮食为宜。对生冷、辛燥之品,应少食。至于饮酒,主张"勿令致醉",嗜酒过度,久之可以成为酒癖、酒疸等病。(西医有杂食互补,科学饮酒的标准:啤酒 300 毫升,或红酒 150 毫升,或白酒 30 毫升 / 天,或减半。有高血压、高尿酸血症、冠心病者禁酒)。

现代很多疾病(尤其是代谢病)是吃出来的病,所谓"拿钱买病",就是典型写照。调节饮食以养脾胃,食养经验是:一不过饱、二不过咸、三不过甘、四不过肥、五不偏食。还有早餐好、中餐饱、晚餐少等。有些老中医把清代袁枚的诗作为食养之鉴,即"多寿只缘餐食少,不饱真是却病方。""保持三分饥"即此意。饮食调节还包括不随便进点心、零食、夜宵,保持三餐定时定量,控制主粮(米/面):每餐干饭(面)1碗至1碗半或稀饭(汤面)

1碗半至2碗;鱼、肉适量(送饭);多吃瓜菜(南瓜除外,南瓜应作为粗粮计算)。尽量不吃点心、零食、宵夜,不进食"垃圾食品"。现代人因生活水平提高,食品种类多样等诱惑,嘴馋和夜生活而经常进食点心、零食、夜宵,势必导致每天胰腺三次有规律地高峰分泌外还增加分泌的次数,负担的加重导致胰腺疲劳衰竭,引发或加重糖尿病、血脂异常等。

水果:酸的、涩的、多汁水少肉质的如杨桃、橄榄等可以多吃;甜的、肉质多(含淀粉多)的如香蕉、苹果、梨子、葡萄应少吃;如要多吃,应减少当餐饭量,一般在饭中/饭后吃,不要当宵夜。总之,糖尿病患者饮食一定要注意禁糖、低脂、低盐。

(2)运动有恒"迈开腿":生命在于"科学的"运动,因此必须劳逸结合,进行适当的劳动、运动十分必要。如快步走、游泳、打太极拳、八段锦或练习剑术等,都可以坚持,这样既可以健身,又可以防病。假如体质较弱者,可采用散步、养花等,锻炼时应量力而行,循序渐进,持之以恒,久而必见功效。

以前说"生命在于运动",现在已认知这提法不够完善,应该是"生命在于科学的运动"总之,采用正确科学的运动方法,是增强体质、预防疾病的一种积极方法,对于延年益寿讲大有裨益。西医认为每天1~2次或快或慢的散步、游泳,每次半小时左右;视年龄、性别及身体状况而定。妇女,尤其年龄较大者如爬山登楼等对于膝关节等骨关节是不利的,年纪大的人应避免激烈的、长时间的运动,可能损害骨关节、心脏,甚至导致心梗等猝死。一般主张每周运动5天,每天半小时,如散步、打太极拳、八段锦等较温和的运动即可。简便易行的活动还有叩齿、咽津、摩足、揉腹、拢耳、甩手以及按压保健穴等。有的喜静不喜"动",但这种"静"并非绝对不活动,而是以自我调息代替肢体运动,即注重内功。"若要健,天天练"。不管哪种锻炼方法,持之以恒是保持身体有效代谢的关键。

（3）起居有时"早点睡"：人类五千年的历史本来就是"日出而作，日落而息"，人类的身体早就适应了这样的自然规律。"夜生活"是近几十年才有的，经常午夜不睡是违反这个自然规律的。过了12点，实际已经是第二天才入睡，这不利于身体的自我修复。

西医近期的研究证明：人体就像一部机器，每天的工作、学习、人际交往造成的疲劳到了晚上必须得得到及时的、足够的时间自我修复。得不到及时的、足够时间的自我修复，身体这部机器当然加速磨损，非生病不可。神经、内分泌、免疫网络（NEI neiwork）这个协调身体内各系统的统一、内部环境与外环境平衡的网络尤其必须得到修复，否则就容易紊乱而生病。NEI neiwork 的修复时间在晚上10点左右，因此，晚上10~11点睡觉最好。目前的夜生活是不良的生活习惯，经常12点后睡觉实际上每天均得不到及时（当天）和足够（8小时）的休息和修复。中医理论（阴阳学说）认为糖尿病本是阴虚的病，所以才有口干烦渴、多尿多饮多汗、多食消瘦等症状。中医将一天24小时分为12个时辰，午前11点至凌晨1点是子时，极阴，夜生活超过午夜不休息就肯定伤阴，长期伤阴，阴阳失调，久之必导致或加重糖尿病。正常人两餐间距约5~6小时，晚饭（约下午6点到6点半）至11点半入睡不超过5小时；如果夜生活超过午夜12点，不进食会饥饿，进食又增加胰腺负担，久之必引发或加重糖尿病。

（4）充分睡眠有助防治糖尿病：美国《糖尿病护理》杂志刊载的一项研究表明，每天平均睡眠时间不足5小时的人，糖尿病发病风险骤增，是平均睡眠时间7小时以上者的5倍多。研究认为，充分的睡眠有助于预防糖尿病。

（5）正确面对糖尿病快乐生活：我们必须对糖尿病这个终身的疾病有正确的认识！既不能"不以为然""轻敌"（只不过"多喝几杯水,多跑几趟厕所"）；也不能"惶惶不可终日""颓废"（"没得救","等死"）。应认识到糖尿病"并没有那么可怕,可防可治,关键是持续达标"。因此糖尿病防控要做到前期早干预,体重要控制,饮食应科学,运动持之以恒,早睡不熬夜,血糖常监测,用药需慎重,血压、血脂双调节,糖友们就能快乐地生活,享受蓝天白云！

糖尿病的全面控制目标（达标的标准）**包括哪些内容？**

答: 包括下表相关内容：

目标	单位	好	尚可	差
空腹血糖	毫摩尔/升	4.4~6.1	≤7.0	>7.0
餐后血糖	毫摩尔/升	4.4~8.0	≤10.0	>10.0
糖化血红蛋白	%	<6.5	6.5~7.5	>7.5
血压	毫米汞柱	<140/90	140/90~160/95	<160/95
体重指数	男：	<25	≤27	≥27
	女：	<24	<26	≥26
总胆固醇	毫摩尔/升	<4.5	≥4.5	≥6.0
高密度脂蛋白	毫摩尔/升	<1.1	1.1~0.9	<0.9
低密度脂蛋白	毫摩尔/升	<2.5	2.5~4.0	>4.0
甘油三酯	毫摩尔/升	<4.5	<2.2	≥2.2

糖尿病患者如何做好口腔护理？

答:（1）保持口腔的清洁、湿润,使病员舒适,预防口腔感染等并发症。

（2）防止口臭、口垢、保持口腔正常功能。

（3）观察口腔黏膜和舌苔的变化，以及特殊的口腔气味，提供病情的动态信息。

可根据不同病情选用：

（1）1%~3% 过氧化氢溶液（有防腐防臭作用）漱口；

（2）2%~3% 硼酸溶液（可改变细菌的酸碱平衡，起抑菌作用）漱口；

（3）1%~4% 碳酸氢钠溶液（对适应在酸性环境下生长的细菌和霉菌有抑菌作用）漱口；

（4）0.1% 醋酸溶液（用于绿脓杆菌感染等）漱口；

（5）0.02% 呋喃西林溶液（有广谱抗菌作用，对革兰阳性菌和阴性菌均有效）漱口。

（6）最简单可用浓盐水漱口。

糖尿病患者如何做好足部护理?

答:养成每天洗脚的良好习惯。洗净后，用干毛巾轻轻擦干，尤其是脚趾间，切莫用力，以免擦破皮肤。仔细检查双脚，比如：水泡、鸡眼、脚趾间有无破损、足部动脉搏动等。若双脚过于干燥，可适量在双脚涂抹润肤膏，但不要涂在脚趾间。

选择合适的鞋袜。最好选择下午或晚上去购买鞋子，若双脚大小有别，则按稍大的脚为准购鞋。新鞋开始不宜久穿，每天穿 1~2 小时即换下，反复一周后再像通常一样穿着。应选择鞋底较厚软的鞋子，切忌穿硬底、尖头或高跟鞋。夏天不宜穿凉鞋和拖鞋等足趾外露的鞋。每次穿鞋前仔细检查鞋内有无杂物，如硬币、石子等。选择柔软的白色棉袜或毛线袜，忌赤脚穿鞋。不宜穿弹性过强的紧身袜和破损的袜子，即便修补后也不宜穿。忌赤脚行走，即便在房间内也不行。

❓ 糖尿病患者如何做好皮肤护理?

答:(1)保持对糖尿病的最佳控制:处于高血糖指标时,会使你易被真菌和细菌感染上疾病,高血糖还会造成皮肤干燥。

(2)保持皮肤清洁:用温水、不太烫(≤40摄氏度)的水洗澡或淋浴。太热的水会使皮肤干燥。

(3)保护皮肤不要被曝晒:强烈的阳光会干燥和灼伤你的皮肤。当需要到室外阳光活动时,应穿戴防汗水的衣服,防出汗的遮阳的服装,至少应符合防日光照射保护措施1.5级的标准。戴上帽子也会对日光照射有所帮助。

(4)保持皮肤其他一些部位干燥:在皮肤挨着皮肤的部位需要保持干燥。这些部位是脚趾之间、腋窝和腹股沟部。用爽身粉撒在这些部位上,可以帮助你保持它们的干燥。

(5)保持皮肤干燥部位湿润:使用保湿型和润肤型香皂。在寒冷、干燥的月份中,保持你的房间湿润。喝大量的水,喝水可以帮助你保持皮肤湿润。

(6)糖尿病患者沐浴后应使用含有凡士林等较强保湿作用的护肤品,以避免皮肤里的水分过快蒸发而造成皮肤干燥瘙痒,每日1~2次尤其沐浴后即刻使用效果会更佳。

❓ 糖尿病妇女孕前应做哪些事情?

答:如果孕前患糖尿病,首先应做到计划妊娠,且计划妊娠前要看内分泌医生和有经验的产科医生,进行血糖和糖化血红蛋白(HbA1c)的检测,眼底检查,尿微量白蛋白检查和肾功能检查,进行糖尿病分级,由医生评定是否适合怀孕以及怀孕的时机,孕前是否需要特殊治疗。如糖尿病伴增殖期视网膜病变需要先经过激光治疗后才可以妊娠。糖尿病伴有严重肾病已经出现大量蛋白尿、肾功能减退或者严重高血压者不适合怀孕。

怀孕前应严密监测血糖，确保血糖接近正常后再怀孕。如果血糖大于正常，应积极将血糖控制到正常范围。同时，建议将口服降糖药改为胰岛素再怀孕。孕前患有糖尿病的妇女妊娠后对母、儿的影响严重，其影响程度与糖尿病病情及妊娠后血糖控制与否有十分密切的关系。孕前糖尿病患者最好在疾病得到缓解，血糖维持在正常水平，无临床症状时再考虑生育的问题。另外，孕前和孕早期口服叶酸或含叶酸的多种维生素，减少胎儿畸形的发生。

? 糖尿病患者应如何进行自我血糖监测？

答：监测血糖可以了解饮食控制、运动治疗和药物治疗的效果并指导对治疗方案的调整。

（1）注射胰岛素或使用促胰岛素分泌剂的患者应每日监测血糖1~4次。

（2）1型糖尿病患者应每日至少监测血糖3~4次。

（3）生病时或剧烈运动之前应增加监测次数。

（4）生病或血糖>20毫摩尔/升（>360毫克/分升）时，应同时测定血酮或尿酮体。

（5）检测时间：每餐前、餐后2小时、睡前，如有空腹高血糖，应监测夜间的血糖。

（6）血糖控制良好或稳定的患者应每周监测1~2天。

（7）血糖控制差/不稳定的患者或患有其他急性病者应每日监测直到血糖得到控制达标。

? 糖尿病防治的教育管理如何落实？

答：每个糖尿病管理单位最好有一名受过专门培训的糖尿

病教育护士,定期开设教育课程。最好的糖尿病管理模式是团队式管理,糖尿病管理团队的主要成员应包括:执业医师(普通医师和(或)专科医师)、糖尿病教员(教育护士)、营养师、运动康复师、患者及其家属。必要时还可以增加眼科、心血管、肾病、血管外科、产科、足病和心理学医师。

　　逐步建立定期随访和评估系统,以确保所有患者都能进行咨询并得到及时的正确指导,这种系统也可以为基层医护人员提供糖尿病管理的支持和服务。

第十五章　糖尿病的社区管理与干预

糖尿病是一种终身性疾病,是可控可防的。糖尿病的控制不是传统意义上的治疗,而是系统的管理。糖尿病的管理包括五个方面的内容:即糖尿病的教育与管理、医学营养治疗、运动治疗、药物治疗和预防低血糖。

对社区中的糖尿病患者进行规范化管理与干预,可提高糖尿病控制率,降低致残率,从而提高患者的健康水平和生活质量。

糖尿病社区管理,是近年来兴起的一种医学管理模式,是在各级政府支持,卫生行政部门组织协调,疾病预防控制机构,社区卫生服务机构和综合医院共同参与下,形成的糖尿病社区综合防治模式。具有方便患者就近就医、降低医疗费用等优势,这种管理模式,主要内容包括以下几方面:

1. 建立社区糖尿病病人档案由社区医师及护士入户为社区居民建立健康档案,资料录入微机,实行计算机动态管理。要求社区医师要全面掌握每位患者的情况及问题,为订制有针对性的治疗与健康教育计划提供依据。完整的健康档案可提高社区卫生的管理效率。

2. 组建以社区卫生服务站为载体社区全科医生、护士、居委会干部、义工等组成的干预小组,开展社区内的糖尿病三级预防,建立随访制度为每例糖尿病患者制定个体化干预方案。在社区实施连续性糖尿病患者随访管理,可促进患者对糖尿病相关知识的了解,增强对疾病自我管理意识,改善糖尿病患者的遵医行为,有效控制血糖,减缓并发症的发生,提高患者的生活质量。

3. 建立适应新形势的糖尿病管理模式 - 环状模式。新形势下糖尿病的社区管理要求每个糖尿病患者在得知自身患有糖尿病之时就能在生理、心理和社会方面得到医师的关注，并在长期的疾病控制过程中得到医师的帮助，解决其心理、生理问题。建立环状的糖尿病管理模式，是满足社区卫生服务向更具内涵性发展的糖尿病管理模式。体现全科医学的生物—心理—社会综合的模式，适合当前医疗卫生服务的供求关系，体现"以人为本"的发展理念。

4. 建立社区和综合医院双向转诊网络

由综合医院内分泌专科医师负责社区医生糖尿病管理的规范化培训，以及对社区血糖控制不理想的患者进行会诊，指导社区医师对糖尿病病人的综合管理。

糖尿病的综合防治以生活方式干预为主，药物治疗为辅。主要包括健康教育、饮食控制、降糖药物、自我监测、家庭护理、运动疗法等 6 个方面的内容。

1. 健康教育　健康教育是通过向糖尿病患者讲授有关糖尿病的有关知识，和糖尿病的自我管理技巧，是糖尿病患者了解糖尿病的危害性和糖尿病治疗目标、坚定战胜糖尿病的决心、实现糖尿病的自我管理的手段。患者对治疗的配合和自我管理是糖尿病治疗获得良好效果的关键。有效的病人自我管理能将病人的健康状况维持在一个较好的水平。适时的健康指导对于糖尿病患者的病情控制起着重要作用。

2. 饮食控制　饮食治疗是糖尿病前期综合治疗中的基础疗法，是控制病人的代谢，预防并发症的必要手段，要长期坚持，严格执行。以低糖、低脂、适量蛋白质为宜，提倡进食高纤维饮食，食谱多样化，选用食品交换份法，配餐合理，定时定量进餐。合理的饮食控制是治疗 2 型糖尿病的最基本措施。

3. 降糖药物　糖尿病的降糖药物分为口服降糖药和胰岛

素两大类。治疗的根本目标是通过药物对血糖和其他代谢异常的控制来减少糖尿病急慢性并发症的发生和发展的危险性。糖尿病的药物治疗要遵循综合治疗和个体化原则。胰岛素使用时应向病人讲解注射部位、注射时间和注射方法,教会病人正确保存胰岛素、处理低血糖及使用胰岛素泵。有研究表明,规范合理用药可将血糖控制在良好范围内,减少并发症的发生。

4. 自我监测　每周至少做 1 次空腹及餐后 2 小时血糖,2~3 个月做 1 次糖化血红蛋白测定。由于糖尿病可引起心、脑、肾、眼及周围神经系统并发症,因此应定期测量血压,监测血、尿常规,心电图,血脂,肾功,尿酸,尿微量白蛋白,眼底及神经系统检查。

5. 家庭护理　糖尿病患者长期生活在家庭里,家庭人员应鼓励病人树立信心,摆脱不良的心理因素,尽量做好营养配餐制定病人的运动锻炼计划并协助实施。保持家庭和睦,做好口腔、皮肤、足的护理,病情变化随时和医生联系,争取及时正确处理控制病情。

6. 运动疗法　运动治疗的原则是适量和个体化。运动计划的制订要在医务人员的指导下进行。在制订运动计划之前,应严格筛查糖尿病并发症并做相应的指导。具有充沛体力活动的生活方式可加强心血管系统的功能和整体感觉,改善胰岛素的敏感性、改善血压和血脂。运动治疗在所有的糖尿病患者(尤其是肥胖糖尿病患者)中可起到重要作用。病情较轻的糖尿病患者(尤其是初期糖尿病患者)仅仅通过饮食控制和运动治疗就可以使病情得到有效控制。能量平衡,有效运动,量化管理相结合,可有效地降低血糖控制症状。

7. 心理咨询　糖尿病至今是一终身性疾病。长期患病(尤其儿童青少年)难免因担心及麻烦产生消极厌世,"不如别人"的抑郁心理。应通过心理咨询使病人对糖尿病有一个正确的认识,树立长期治疗,战胜疾病,阳光生活,不断进取的人生态度。

附　录

糖尿病酮症酸中毒（DKA）血酮监测及相应处理路径图（图 36）

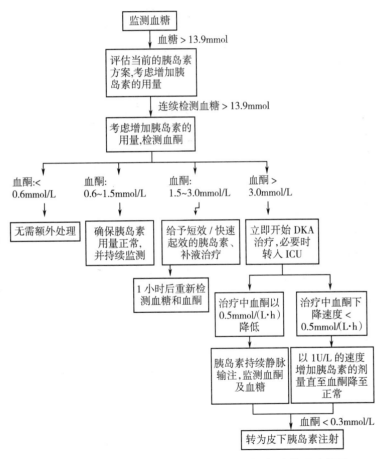

图 36　糖尿病酮症酸中毒（DKA）血酮监测及相应处理路径图

现代血酮、尿酮检测技术对比表

检测技术	原理	优点	缺点
硝普钠法	亚硝基铁氰化钠与乙酰乙酸在碱性条件下反应生成紫色化合物的原理来检测酮体	1. 价格便宜 2. 快速，即时检测	1. 比色法半定量分析 2. 测量乙酰乙酸，不能反映 DKA 的严重程度 3. 受药物影响的假阳性，假阴性结果 4. 受肾功能和湿度、酸碱度等环境因素的影响
分光光度（生化分析仪）	β-羟丁酸与辅酶 NAD 作用生成乙酰乙酸和 NADH，分光光度计测量NADH 吸光度的变化就可以间接地定量反映样品中 β-羟丁酸的浓度	1. 测量酮体主要组分β-羟丁酸的浓度 2. 准确定量检测 3. 即时显示血酮浓度	1. 成本较高，测量频率不高时易造成试剂浪费 2. 需抽血送检，不适用于急诊检验
气相色谱法	对呼出气体中的丙酮含量进行检测	1. 定量检测 2. 即时显示血酮水平	1. 丙酮的含量低，测量误差较大 2. 所用仪器昂贵 3. 操作步骤较复杂

续表

检测技术	原理	优点	缺点
血糖/血酮仪	基于β-羟丁酸脱氢酶的电化学法。当血液样本接触到试纸条时，血液中的β-羟丁酸与试纸上的化学物质（β-羟丁酸脱氢酶）发生反应，从而产生微弱的电流，电流的大小取决于血液样本中β-羟丁酸的含量，血糖/血酮仪会测量到此电流，显示测量结果。	1. 测定β-羟丁酸 2. 即时显示血酮水平 3. 显示定量结果 4. 准确、抗干扰 5. 价格便宜 6. 床边即时检测	无

常用降糖药（不包括胰岛素）

化学名	英文名	每片（支）剂量（毫克）	剂量范围（毫克/天）	作用时间（小时）	半衰期（小时）
格列本脲	Glibenclamide	2.5	2.5~15	16~24	10~16
格列吡嗪	Glipizide	5	2.5~30	8~12	2~4
格列吡嗪控释片	Glipizide-XL	5,10	5~20	6~12（最大血药浓度）	2~5（末次血药后）

续表

化学名	英文名	每片（支）剂量（毫克）	剂量范围（毫克/天）	作用时间（小时）	半衰期（小时）
格列齐特	Gliclazide	80	80~320	10~20	6~12
格列齐特缓释片	Gliclazide-MR	30	30~180	20	12~20
格列喹酮	Gliquidone	80	15~180	8	1.5
格列美脲	Glimepiride	1,2	1~8	24	5
消渴丸（含格列本脲）	Xiaoke Pill	0.25毫克格列本脲/粒	10~30粒（含1.25~7.5毫克格列本脲）		
二甲双胍	Metformin	250,500,850	500~2000	5~6	1.5~1.8
二甲双胍缓释片	Metformin-XR	500	500~2000	8	6.2
阿卡波糖	Acarbose	50	100~300		
伏格列波糖	Voglibose	0.2	0.6~0.9		
米格列醇	Miglitol	50	100~300		
瑞格列奈	Repaglinide	0.5,1,2	1~16	4~6	1
那格列奈	Nateglinide	30,90/粒	120~360	1.3	

续表

化学名	英文名	每片（支）剂量（毫克）	剂量范围（毫克/天）	作用时间（小时）	半衰期（小时）
米格列奈钙片	Mitiglinide calcium	10	30~60	0.23~0.28（峰浓度时间）	1.2
罗格列酮	Rosiglitazone	4	4~8		3~4
二甲双胍+罗格列酮	Metformin+Rosiglitazone	500/2			
吡格列酮	Pioglitazone	15	15~45	2（达峰时间）	3~7
西格列汀	Sitagliptin	100	100	24	12.4
沙格列汀	Saxagliptin	5	5	24	2.5
维格列汀	Vildagliptin	50	100	24	2
艾塞那肽	Exenatide	0.3/1.2毫升 0.6/2.4毫升	0.01~0.02	10	2.4
利拉鲁肽	Liraglutide	18毫克/3毫升	0.6~1.8	24	13

注：以上数据仅供参考，详细参见《国家药典》或厂家产品说明书。

常用胰岛素及其作用特点

胰岛素制剂	起效时间	峰值时间	作用持续时间
短效胰岛素（RI）	15~60 分钟	2~4 小时	5~8 小时
速效胰岛素类似物（门冬胰岛素）	10~15 分钟	1~2 小时	4~6 小时
速效胰岛素类似物（赖脯胰岛素）	10~15 分钟	1~1.5 小时	4~5 小时
中效胰岛素（NPH）	2.5~3 小时	5~7 小时	13~16 小时
长效胰岛素（PZI）	3~4 小时	8~10 小时	长达 20 小时
长效胰岛素类似物（甘精胰岛素）	2~3 小时	无峰	长达 30 小时
长效胰岛素类似物（地特胰岛素）	3~4 小时	3~14 小时	长达 24 小时
预混胰岛素（诺和灵 30R，优必林 70/30）	0.5 小时	2~12 小时	14~24 小时
预混胰岛素（50R）	0.5 小时	2~3 小时	10~24 小时
预混胰岛素类似物（预混门冬胰岛素 30）	10~20 分钟	1~4 小时	14~24 小时
预混胰岛素类似物（预混赖脯胰岛素 25）	15 分钟	30~70 分钟	16~24h
预混胰岛素类似物（预混赖脯胰岛素 50）	15 分钟	30~70 分钟	16~24h

糖尿病常用降压药

化学名	英文名	单剂量（毫克）	常用剂量（毫克/天）	主要不良反应
卡托普利	Catopril	12.5, 25	25~150	咳嗽, 血钾升高, 血管性水肿
苯那普利	benazepril	10	5~40	咳嗽, 血钾升高, 血管性水肿
依那普利	enalapril	5, 10, 20	5~40	咳嗽, 血钾升高, 血管性水肿
西拉普利	cilazapril	2.5	2.5~5.0	咳嗽, 血钾升高, 血管性水肿
福辛普利	fosinopril	10	10~40	咳嗽, 血钾升高, 血管性水肿
培哚普利	perindopril	4, 8	4~8	咳嗽, 血钾升高, 血管性水肿
雷米普利	Ramipril	5	1.25~20.00	咳嗽, 血钾升高, 血管性水肿
赖诺普利	lisinopril	5, 10, 20 毫升	5~80	咳嗽, 血钾升高, 血管性水肿
喹那普利	quinapril	5, 10, 20	5~80	咳嗽, 血钾升高, 血管性水肿
群多普利	trandolapril	0.5, 1, 2	0.5~2	咳嗽, 血钾升高, 血管性水肿
地拉普利	Delapril	7.5, 15, 30	7. 5~60	咳嗽, 血钾升高, 血管性水肿
咪哒普利	imidapril	5, 10	5~10.0	咳嗽, 血钾升高, 血管性水肿
氯沙坦	losartan	50, 100	50~100	血钾升高, 血管性水肿（罕见）
缬沙坦	valsartan	80	80~160	血钾升高, 血管性水肿（罕见）

续表

化学名	英文名	单剂量（毫克）	常用剂量（毫克/天）	主要不良反应
厄贝沙坦	irbesartan	150	150~300	血钾升高,血管性水肿(罕见)
坎地沙坦	candesartan	8	8~32	血钾升高,血管性水肿(罕见)
替米沙坦	Micardis	40	20~80	血钾升高,血管性水肿(罕见)
奥美沙坦	olmesartan	20	20~40	血钾升高,血管性水肿(罕见)
硝苯地平	nifedipine	10	30	水肿,头痛,潮红
硝苯地平控释片	Nifedipine-mk	30	30~60	水肿,头痛,潮红
苯磺酸氨氯地平	amlodipine besylate	2.5,5,10.0	2.5~10.0	水肿,头痛,潮红
非洛地平	felodipine	2.5	2.5~10	水肿,头痛,潮红
拉西地平	lacidipine	4	4~8	水肿,头痛,潮红
尼卡地平	perdipine	40	30~60	水肿,头痛,潮红
尼群地平	nitrendipine	10	10~40	水肿,头痛,潮红
乐卡地平	lercanidipine	10	10~20	水肿,头痛,潮红
维拉帕米缓释片	verapamil	120	120~480	房室传导阻滞,心功能抑制,便秘
美托洛尔	metoprolol	25,50	100~200	支气管痉挛,心功能抑制
比索洛尔	bisoprolol	2.5,5	1.25~10	支气管痉挛,心功能抑制
阿替洛尔	Atenolol	12.5,25	50.0~200	支气管痉挛,心功能抑制
普萘洛尔	propranolol	10	20~100	支气管痉挛,心功能抑制

续表

化学名	英文名	单剂量（毫克）	常用剂量（毫克/天）	主要不良反应
倍他洛尔	betaxolol	20	10~20	支气管痉挛,心功能抑制
拉贝洛尔	labetalol	100,200	200~800	体位性低血压,支气管痉挛
卡维地洛	carvedilol	10	12.5~50.0	体位性低血压,支气管痉挛
阿罗洛尔	arotinolol	10	10~20	体位性低血压,支气管痉挛
呋塞米	furosemide	20	20~80	血钾降低
双氢氯噻嗪	Hydrochlorothiazide	25	6.2~25.00	血钾减低,血钠减低,血尿酸升高
氯噻酮	chlortralidone	50	12.5~25.00	血钾减低,血钠减低,血尿酸升高
吲哒帕胺	indapamide	2.5	0.625~2.5	血钾减低,血钠减低,血尿酸升高
吲哒帕胺缓释片	indapamide	1.5	1.5	血钾减低,血钠减低,血尿酸升高
阿米洛利	amiloride	2.5	5~10	血钾增高
氨苯蝶啶	triamterene	5	25~100	血钾增高
螺内酯	spironolactone	20	40~80	血钾增高
特拉唑嗪	terazosin	2	1~20	体位性低血压
多沙唑嗪	doxazosin	2	1~16	体位性低血压
哌唑嗪	Prazosin	1	1~10	体位性低血压
乌拉地尔	Urapidil	20	40	体位性低血压

注:以上数据仅供参考,详细参见有关产品说明书。

糖尿病常用调脂药物

化学名	英文名	常用剂量	主要副作用
非诺贝特	fenofibrate	300 毫克	消化不良,胆石症,肝脏血清酶升高和肌病
吉非贝齐	gemfibrozil	600~1200 毫克	消化不良,胆石症,肝脏血清酶升高和肌病
苯扎贝特	bezafibrate	600 毫克	消化不良,胆石症,肝脏血清酶升高和肌病
洛伐他汀	lovastatin	40 毫克	头痛、失眠、抑郁,腹泻、腹痛、恶心、消化不良,肝脏转氨酶升高,肌病
辛伐他汀	simvastatin	20~40 毫克	头痛、失眠、抑郁,腹泻、腹痛、恶心、消化不良,肝脏转氨酶升高,肌病
普伐他汀	pravastatin	40 毫克	头痛、失眠、抑郁,腹泻、腹痛、恶心、消化不良,肝脏转氨酶升高,肌病
氟伐他汀	fluvastatin	40~80 毫克	头痛、失眠、抑郁,腹泻、腹痛、恶心、消化不良,肝脏转氨酶升高,肌病
阿托伐他汀	atorvastatin	10 毫克	头痛、失眠、抑郁,腹泻、腹痛、恶心、消化不良,肝脏转氨酶升高,肌病
瑞舒伐他汀	rosuvastatin	5~10 毫克	头痛、失眠、抑郁,腹泻、腹痛、恶心、消化不良,肝脏转氨酶升高,肌病
烟酸缓释片	nicotinic acid	1~2 克	胃肠道反应,颜面潮红,高血糖,高尿酸(或痛风)
考来烯胺	cholestyramine	4~16 克	胃肠不适,便秘

化学名	英文名	常用剂量	主要副作用
考来替泊	colestipol	5~20 克	胃肠不适,便秘
阿昔莫司	Acipimox	500 毫克	面部潮红,胃肠道反应,头痛
潘特生	Pantosin	600 毫克	偶有腹泻、食欲不振、腹胀
普罗布考	Probucol	1000 毫克	延长 Q-T 间期,降低 HDL,恶心、腹泻、消化不良,嗜酸细胞增多,尿酸增高
依折麦布	Ezetimibe	10 毫克	头痛、恶心、偶见肝酶、肌酶升高
n-3 脂肪酸	n-3fatty acid	2~4 克	恶心、消化不良、腹胀、便秘,偶见肝酶、肌酶升高和出血倾向
多廿烷醇	policosanol	5~10 毫克	偶见皮疹

注:以上数据仅供参考,详细参见相关产品说明书。

常用体质指标

BMI(体重指数)= 体重(千克)/ 身高 ^{2}(m^2)

腰围:肋骨下缘与髂嵴连线中点的腹部周径

臀围:臀部最大周径

腰臀比(WHR):腰围 / 臀围

常用化验数据及换算

项目	新制单位参考值	旧制单位参考值	换算系数（新→旧）	换算系数（旧→新）
空腹血糖（FPG）	3.6~6.11 毫摩尔/升	65~110 毫克/分升	18	0.05551

续表

项目	新制单位 参考值	旧制单位 参考值	换算系数 （新→旧）	换算系数 （旧→新）
甘油三酯 （TG）	0.56~1.70 毫摩 尔 / 升	50~150 毫克 / 分升	88.57	0.01129
胆固醇 （TC）	2.84~5.68 毫摩 尔 / 升	110~220 毫克 / 分升	38.67	0.02586
高密度脂蛋 白胆固醇 （H 分升 -C）	1.14~1.76 毫摩 尔 / 升	44~68 毫克 / 分升	38.67	0.02586
低密度脂蛋 白胆固醇 （L 分升 -C）	2.10~3.10 毫摩 尔 / 升	80~120 毫克 / 分升	38.67	0.02586
钾 （K^+）	3.5~5.5 毫摩 尔 / 升	3.5~5.5mEq/L	1	1
钠 （Na^+）	135~145 毫摩 尔 / 升	135~145mEq/L	1	1
氯 （Cl^-）	96~106 毫摩 尔 / 升	96~106mEq/L	1	1
钙 （Ca^{2+}）	2.12~2.75 毫摩 尔 / 升	8.5~11 毫克 / 分升	4.008	0.2495
磷 （P）	0.97~1.62 毫摩 尔 / 升	3~5 毫克 / 分升	3.097	0.3229
尿素氮 （BUN）	3.6~14.2 毫摩 尔 / 升	5~20 毫克 / 分升	1.401	0.714
肌酐 （Cr）	44~133 微摩 尔 / 升	0.5~1.5 毫克 / 分升	0.01131	88.402
尿酸 （UA）	150~420 微摩 尔 / 升	2.5~7.0 毫克 / 分升	0.0131	59.49

续表

项目	新制单位 参考值	旧制单位 参考值	换算系数 （新→旧）	换算系数 （旧→新）
二氧化碳结合力 （CO$_2$CP）	22~28 毫摩尔 / 升	50~62vol%	2.226	0.4492
收缩压 （SBP）	12.0~18.7 千帕	90~140 毫米汞柱	7.5	0.133
舒张压 （DBP）	8.0~12.0 千帕	60~90 毫米汞柱	7.5	0.133
总胆红素 （T-Bil）	3.4~20 微摩尔 / 升	0.2~1.2 毫克 / 分升	0.05847	17.1
直接胆红素 （D-Bil）	0~7 微摩尔 / 升	0~0.4 毫克 / 分升	0.05847	17.1
血清总蛋白 （TP）	60~80 克 / 升	6.0~8.0 克 / 分升	0.1	10
血清白蛋白 （ALB）	40~55 克 / 升	4.0~5.5 克 / 分升	0.1	10
血清球蛋白 （GLO）	20~30 克 / 升	2.0~3.0 克 / 分升	0.1	10
谷丙转氨酶 （ALT,GPT）	0~40 国际单位 / 升	<120 单位（改良金氏法）		
谷草转氨酶 （AST,GOT）	0~40 国际单位 / 升	<120 单位（改良金氏法）		
碱性磷酸酶 （ALP,AKP）	40~160 国际单位 / 升			
胰岛素	27.9~83.6 皮摩尔 / 升	4~12 微国际单位 / 毫升	0.144	6.965
C- 肽	0.3~1.3 纳摩尔 / 升	0.9~3.9 纳克 / 毫升	3.000	0.333

常见食物的血糖生成指数一览表

品名	GI（%）
混合膳食	
猪肉炖粉条	16.7
饺子（三鲜）	28
米饭 + 菜	
米饭 + 鱼	37
米饭 + 芹菜 + 猪肉	57.1
米饭 + 蒜苗	57.9
米饭 + 蒜苗 + 鸡蛋	67.1
米饭 + 猪肉	73.3
硬质小麦粉肉馅馄饨	39
包子（芹菜猪肉）	39.1
高压处理的四季豆	34
四季豆罐头（加拿大）	52
绿豆	
绿豆	30
绿豆挂面	31
利马豆	
利马豆 + 5 克蔗糖	30
利马豆（棉豆）	31
利马豆 + 10 克蔗糖	31
冷冻嫩利马豆（加拿大）	32
利马豆 + 15 克蔗糖	54
馒头 + 菜	
馒头 + 芹菜炒鸡蛋	48.6

品名	GI(%)
馒头 + 酱牛肉	49.4
馒头 + 黄油	68
饼 + 鸡蛋炒木耳	52.2
玉米粉 + 人造黄油	69
牛肉面	88.6
谷类杂粮	
大麦	
大麦粒(煮)	25
大麦粉(煮)	66
整粒黑麦(煮)	34
整粒小麦(煮)荞麦	41
荞麦方便面	53.2
荞麦(煮)	54
荞麦面条	59.3
荞麦面馒头	66.7
玉米	
甜玉米	55
(粗磨)玉米粉(煮)	68
二合面窝头	64.9
米饭	
黑米	42.3
大米(即食大米)	
即食大米(煮1分钟)	46
即食大米(煮6分钟)	87

续表

品名	GI(%)
半熟大米	
含支链淀粉低的半熟大米(煮,黏米类)	50
含支链淀粉低的半熟大米(煮)	87
白大米	
含支链淀粉高的白大米(煮,黏米类)	59
含支链淀粉低的白大米	88
大米饭	88
小米(煮)	71
糙米(煮)	87
糯米饭	87
谷类食物 ~ 面条	
意大利式细面条(通心面粉,实心,1.5~2.8 毫米粗)	
强化蛋白质的意大利式细面条	27
意大利式全麦粉细面条	37
白的意大利式细面条(煮 15~20 分钟)	41
意大利式硬质小麦细面条(煮 12~20 分钟)	55
线面条(通心面粉,实心,约 1.5 毫米)	35
通心面(管状、空心、约 6.35 毫米粗)(煮 5 分钟)	45
硬质小麦扁面条	
粗的硬质小麦扁面条	46
加鸡蛋的硬质小麦扁面条	49
细的硬质小麦扁面条	55
面条(一般的小麦面条)	81.6

品名	GI（%）
面包	
大麦面包	
75%～80%大麦粒面包	34
50%大麦粒面包	46
80%～100%大麦粉面包	66
混合谷物面包	45
小麦面包	
含有水果干的小麦面包	47
50%～80%碎小麦粒面包	52
粗面粉面包	64
汉堡包（加拿大）	61
新月形面包（加拿大）	67
白高纤维小麦面包	68
全麦粉面包	69
白小麦面面包	70
去面筋的小麦面包	90
法国棍子面包	95
白小麦面包	105.8
燕麦麸面包	
45%～50%燕麦麸面包	47
80%燕麦粒面包	45
黑麦面包	
黑麦粒面包	50
黑麦粉面包	65

续表

品名	GI（%）
熟食早餐	
稻麸	19
全麦维（家乐氏）	42
燕麦麸	55
小麦片	69
玉米片	
玉米片	73
高纤维玉米片	74
玉米片	84
可可米（家乐氏）	77
卜卜米（家乐氏）	88
玉米面粥	50.9
玉米糁粥	51.8
黑五类	57.9
小米粥	61.5
大米糯米粥	65.3
大米粥	69.4
即食羹	69.4
桂格燕麦片	83
面点	
爆玉米花	55
酥皮糕点	59
比萨饼（含乳酪，加拿大）	60
蒸粗麦粉	65

品名	GI（%）
油条	74.9
烙饼	79.6
白小麦面馒头	88.1
豆类	
大豆	
大豆罐头	14
大豆	18
蚕豆	
五香蚕豆	16.9
蚕豆	79
扁豆	
扁豆	18.5
扁豆	38
豆腐	
冻豆腐	22.3
豆腐干	23.7
炖鲜豆腐	31.9
小扁豆	
红小扁豆	26
绿小扁豆	30
小扁豆汤罐头（加拿大）	44
绿扁豆罐头（加拿大）	52
干黄豌豆（煮,加拿大）	32
裂荚的老豌豆汤（加拿大）	60
嫩豌豆汤罐头（加拿大）	66

续表

品名	GI（％）
鹰嘴豆	
鹰嘴豆	33
咖喱鹰嘴豆罐头（加拿大）	41
鹰嘴豆罐头（加拿大）	42
青刀豆	
青刀豆（加拿大）	39
青刀豆罐头	45
黑眼豆	42
罗马诺豆	46
黑豆汤（加拿大）	64
黄豆挂面	66.6
根茎类食品	
土豆	
土豆粉条	13.6
甜土豆（白薯、甘薯、红薯）	54
白土豆	
煮的白土豆	56
烤的白土豆	60
蒸的白土豆	65
白土豆泥	70
油炸土豆片	60.3
用微波炉烤的白土豆	82
鲜土豆	62
煮土豆	66.4
土豆泥	73

品名	GI(%)
马铃薯(土豆)方便食品	83
无油脂烧烤土豆	85
雪魔芋	17
藕粉	32.6
苕粉	34.5
蒸芋头	47.9
山药	51
甜菜	64
胡萝卜	71
煮红薯	76.7
牛奶食品	
奶粉	
低脂奶粉	11.9
降糖奶粉	26
老年奶粉	40.8
克糖奶粉	47.6
低脂酸乳酪	
低脂酸乳酪(加人工甜味剂)	14
低脂酸乳酪(加水果和糖)	33
一般的酸乳酪	36
酸奶	83
牛奶	
牛奶(加人工甜味剂和巧克力)	24
全脂牛奶	27
牛奶	27.6

品名	GI(%)
脱脂牛奶	32
牛奶(加糖和巧克力)	34
牛奶蛋糊(牛奶+淀粉+糖)	43
冰激凌	
低脂冰激凌	50
冰激凌	61
饼干	
达能牛奶香脆饼干	39.1
达能闲趣饼干	39.1
燕麦粗粉饼干	47.1
油酥脆饼(澳大利亚)	55
高纤维黑麦薄脆饼干	64
营养饼	65.7
竹芋粉饼干	66
小麦饼干	70
苏打饼干	72
华夫饼干(加拿大)	76
香草华夫饼干(加拿大)	77
格雷厄姆华夫饼干(加拿大)	74
膨化薄脆饼干(澳大利亚)	81
米饼	82
水果和水果产品	
樱桃	22
李子	42
柚子	25

品名	GI（%）
桃	
鲜桃	28
天然果汁桃罐头	30
糖浓度低的桃罐头（加拿大）	52
糖浓度高的桃罐头	58
香蕉	
生香蕉	30
熟香蕉	52
杏	
干杏	31
淡味果汁杏罐头	64
梨	36
苹果	36
葡萄	
葡萄	43
淡黄色无核小葡萄	56
（无核）葡萄干	64
猕猴桃	52
芒果	55
巴婆果	58
麝香瓜	65
菠萝	66
西瓜	72
果汁饮料	
水蜜桃汁	32.7

品名	GI(%)
苹果汁	41
巴梨汁罐头(加拿大)	44
未加糖的波萝汁(加拿大)	46
未加糖的柚子果汁	48
桔子汁	57
碳酸饮料	
可乐	40.3
芬达软饮料(澳大利亚)	68
糖及其他	
糖	
果糖	23
乳糖	46
蔗糖	65
蜂蜜	73
白糖	81.8
葡萄糖	100
麦芽糖	105
其他	
花生	14
西红柿汤	38
巧克力	49
南瓜	75
胶质软糖	80

摘自《航天中心医院》网站。

各类食物所含热量一览表

1. 主食

品名	单位	热量（千卡）	品名	单位	热量（千卡）
粉皮	（100克）	64千卡	白饭	（1碗）	210千卡
凉粉	（100克）	37千卡	白粥	（1碗）(24克)	88千卡
米粉汤	（1碗）	185千卡	白馒头	（1个）	280千卡
炒米粉	（1碗）	275千卡	煎饼	（100克）	333千卡
皮蛋瘦肉粥	（1碗）	367千卡	馒头	（蒸,标准粉）（100克）	233千卡
方便面	（1包/100克）	470千卡	花卷	（100克）	217千卡

2. 点心

品名	单位	热量（千卡）	品名	单位	热量（千卡）
小笼包	（小的5个）	200千卡	凉粉	（带调料）（100克）	50千卡
肉包子	（1个）	250千卡	腐竹皮	（100克）	489千卡
水饺	（10个）	420千卡	腐竹	（100克）	489千卡
菜包	（1个）	200千卡	豆腐皮	（100克）	409千卡
豆沙包	（1个）	215千卡	香干	（100克）	147千卡
鲜肉包	（1个）	225~280千卡	豆腐干	（100克）	140千卡
叉烧包	（1个）	160千卡	腐乳	（白）(100克)	133千卡
韭菜盒子	（1个）	260千卡	白薯干	（100克）	612千卡
臭豆腐	（100克）	130千卡	烧饼	（100克）	326千卡
春卷	（100克）	463千卡	土豆粉	（100克）	337千卡

续表

品名	单位	热量（千卡）	品名	单位	热量（千卡）
油条	（1条）	230千卡	白薯	（红心）(90克)	99千卡
地瓜粉	（100克）	336千卡	烙饼	（100克）	225千卡
烧麦	（100克）	238千卡	豆腐脑	（带卤）（100克）	47千卡
白薯	（白心）（100克）	64千卡	白吐司	（1片）	130千卡
汤包	（100克）	238千卡	小豆粥	（100克）	61千卡
粉丝	（100克）	335千卡			

3. 肉蛋类

品名	单位	热量（千卡）	品名	单位	热量（千卡）
牛肚	（100克）	72千卡	鸡肝	（100克）	121千卡
鸡蛋	（1个）（58克,较大）	86千卡(蛋清16千卡,蛋黄59千卡)	松花蛋(鸭)	（90克）	171千卡
牛肉松	（100克）	445千卡	鸡心	（100克）	172千卡
鸭蛋	（大,65克）	114千卡	瘦火腿	（2片/60克）	70千卡
牛肉干	（100克）	550千卡	鸡腿	（69克）	181千卡
咸鸭蛋	（88克）	190千卡	白切鸡	（1块）	200千卡
鸡胗	（100克）	118千卡	鸡血	（100克）	49千卡
鹌鹑蛋	（10克）	16千卡	烧鸭	（3两/120克）	356千卡
扒鸡	（66克）	215千卡	鸡翅	（69克）	194千卡
火鸡蛋	（80克）	135千卡	煎猪肉	（140克）	440千卡

续表

品名	单位	热量（千卡）	品名	单位	热量（千卡）
烤鸡	（73克）	240千卡	鸡心	（15.9克）	172千卡
松花蛋	（鸡）(83克)	178千卡	火腿	（100克）	320千卡
香肠	（100克）	508千卡	猪血	（100克）	55千卡
猪口条	（100克）	233千卡	猪蹄	（熟）(43克)	260千卡
猪耳朵	（100克）	190千卡	猪肉	（肥）(100克)	816千卡
猪肉	（软五花）(85克)	349千卡	猪肉	（硬五花）(79克)	339千卡
猪肉	（前蹄膀）(67克)	338千卡	牛肉	（100克）	106千卡

4. 水果

品名	单位	热量（千卡）	品名	单位	热量（千卡）
西柚	（1个）	40千卡	西瓜	（100克）	20千卡
桃	（1个）	37千卡	番茄	（100克）	18千卡
哈密瓜	（1/4个）	48千卡	柠檬	（100克）	31千卡
无花果	（2个）	43千卡	香瓜	（100克）	35千卡
玉米	（1根）	105千卡	草莓	（100克）	35千卡
橙	1个(中)	50千卡	梨	（100克）	38千卡
新鲜菠萝	1片(120克)	50千卡	香蕉	（100克）	84千卡
红富士苹果	（85克）	45千卡	芒果	1个(中)	100千卡
橘子	（100克）	42千卡			

5. 零食

品名	单位	热量(千卡)	品名	单位	热量(千卡)
蚕豆	（10~13 颗）	62 千卡	葵花子	（炒)(52 克)	616 千卡
红糖	（100 克）	389 千卡	葵花子仁	（100 克）	606 千卡
腰果	（15 粒 /30 克）	510 千卡	榛子(炒)榛子仁	（100 克）	542 千卡
冰糖	（100 克）	397 千卡	开心果	（19 个）	约 150 千卡
杏仁	30 粒（30 克）	170 千卡	杏仁	（100 克）	514 千卡
爆米花	（100 克）	459 千卡	干枣	（100 克）	264 千卡
南瓜子	（炒)(100 克)	566 千卡	大杏仁	（约 18 个）	150 千卡
薯片	（100 克）	555 千卡	大干枣	（100 克）	298 千卡
西瓜子	（炒)(100 克)	555 千卡	白果	（100 克）	355 千卡
鲜枣	（100 克）	122 千卡	金丝小枣	（100 克）	322 千卡
核桃仁	（100 克）	627 千卡（脂肪含量约58%）	苹果脯	（100 克）	336 千卡
栗子	（干)(73 克)	345 千卡	松子仁	（100 克）	698 千卡
酒枣	（100 克）	145 千卡	桃脯	（100 克）	310 千卡
莲子	（干)(100 克)	344 千卡	西瓜脯	（100 克）	305 千卡
无核蜜枣	（100 克）	320 千卡	杏脯	（100 克）	329 千卡
栗子	（100 克）	185 千卡	海棠脯	（100 克）	286 千卡
黑枣	（98 克）	228 千卡	果丹皮	（100 克）	321 千卡
葡萄干	（100 克）	307~350 千卡	桂圆干	（37 克）	273 千卡

品名	单位	热量（千卡）	品名	单位	热量（千卡）
瓜子	（100 克）	564 千卡（脂肪含量近50%）	桂圆肉	（100 克）	313 千卡
柿饼	（97 克）	250 千卡	凤梨干	（50 克）	120 千卡
酸乌梅	（50 克）	120 千卡	鱿鱼丝	（100 克）	380 千卡

6. 调味篇

品名	单位	热量（千卡）	品名	单位	热量（千卡）
豆瓣酱	（1 匙）	10 卡	千岛沙拉酱	（1 匙）	60 卡
酱油	（1 匙）	10 卡	果酱	（1 匙）	50 卡
白醋	（1 匙）	93 卡	花生酱	（1 匙）	95 卡
色拉油	（1 匙）	100 卡	芝麻酱	（100 克）	586~620 卡
甜面酱	（100 克）	136 卡	辣油豆瓣酱	（100 克）	180 卡
辣酱（麻）	（100 克）	135 卡	黄酱	（100 克）	140 卡
奶油	（1 匙）	97 卡	番茄酱	（1 匙）	14 卡

缩略语对照表

DKA	糖尿病酮症酸中毒
HHS	高血糖高渗综合征
β-OHB	β- 羟基脲
T1DM	1 型糖尿病

续表

T2DM	2 型糖尿病
TNF-α	肿瘤坏死因子 -α
IL	白介素
CRP	C- 反应蛋白
PAI-1	纤溶酶原激活抑制剂 -1
BUN	尿素氮
Cr	肌酐
HCO_3^-	碳酸氢根
$NaHCO_3$	碳酸氢钠
IRI	胰岛素抵抗指数
FFA	游离脂肪酸
GH	生长激素
ICU	重症监护室
CO_2	二氧化碳
NaCl	氯化钠
KCl	氯化钾
K_3PO_4	磷酸钾
INS	胰岛素
A-INS	抗胰岛素抗体
ICA	抗胰岛细胞抗体
IDDM	胰岛素依赖性糖尿病
OGTT	口服葡萄糖糖耐量试验
HbAic	糖化血红蛋白
PG2H	餐后 2 小时血糖
GFR	肾小球滤过率
NPDR	非增殖期
PDR	增殖期

ABI	踝肱指数
PAD	周围动脉疾病
SMBG	自我血糖检测
CGM	动态血糖检测
CDS	中华医学会糖尿病学分会
ADA	美国糖尿病学会
IDF	国际糖尿病联盟

参 考 文 献

陈灏珠.实用内科学.第12版.北京:人民卫生出版社,2005.

陆再英,钟南山.内科学.第7版.北京:人民卫生出版社,2008.

中华医学会糖尿病学分会.中国1型糖尿病诊治指南.北京:人民卫生出版社.2012.

Mark H.Beers.默克家庭诊疗手册.第2版.赵小文,译.北京:人民卫生出版社,2006.

Mark H.Beers.默克诊疗手册.第17版.薛纯良,译.北京:人民卫生出版社,2011.

萧建中.认识糖尿病特殊类型提高糖尿病防治水平.中华糖尿病杂志.2013.4(5):193.

崔安玲,张发芹,刘艳杰.糖尿病患者的家庭护理.职业与健康.2012.10:179.

高新宇.常晓芳.老年糖尿病患者的家庭护理和健康教育.中国社区医师:医学专业.2010.12(33):234.

李侠综.槲皮素与糖尿病肾病.兰州医学院学报.2004.1(30):71-72.

王琰.王英锋.秋葵荚中两种黄酮苷的分离鉴定及含量测定.首都师范大学学报(自然科学版).2012.6(33):22.

朱娅梅.胰岛素泵-强化血糖控制的措施.健康指南:中老年.2011.5:16-17.

朱红梅,,苏东兵.壮医针挑并艾灸治疗糖尿病周围神经病变临床观察.中华中医药学刊.2007.12(25):2482-2483.

中华医学会内分泌学分会.中国糖尿病血酮监测专家共识.中华内分泌代谢杂志.2014.3(30):177-181.

中华医学会内分泌学分会.中国胰岛素泵治疗指南(2010).中国医学

前沿杂志.2011.3（4）:78-86.

中华医学会糖尿病学分会.中国2型糖尿病防治指南（2010年版）.中国糖尿病杂志.2012.20（1）:1-36.

中华医学会糖尿病学分会.中国2型糖尿病防治指南（2013版）正式版.中华糖尿病杂志.2014.6（7）:447-452.

柳剑,蓝绍颖.2型糖尿病危险因素的流行病学研究进展.南通大学学报（医学版）.2006.26（3）:230-232.

中华中医药学会.糖尿病中医防治指南.中国中医药现代远程教育.2011.9（4）:148-151.

中华医学会糖尿病学分会.中国血糖监测临床应用指南（2011年版）.中国医学前沿杂志.2011.4:共11页.

中华医学会糖尿病学分会.中国动态血糖监测临床应用指南（2012年版）.中华糖尿病杂志.2012.10（4）:582-589.

裴云云,盛彩虹,何翠玲.糖尿病的社区管理与综合防治.世界最新医学信息文摘.2013.13（20）:318-319.

潘虹,王淑珍.糖尿病的社区管理.社区医学杂志.2010.8（2）:59-60.

马春宇,于洪宇,王慧娇.苦瓜总皂苷对2型糖尿病大鼠降血糖作用机制的研究.天津医药.2014.4.（42）:321-324.

王颖,张桂芳,常咏涵.苦瓜甙的降血糖作用.中国老年学杂志.2012.12.5464-5466.

张拥军,顿耀娟.玉米须对糖尿病作用的研究进展.中国当代医药.2012.9（19）11-13.

中华医学会糖尿病学分会,中国糖尿病药物注射技术指南.2011.

孙树侠.怎样吃能HOLD控制痛风.合肥:安徽科学技术出版社,2013.

陈罡.痛风看这本就够了.北京:化学工业出版社,2011.

卫生部疾病预防控制局.健康生活方式核心信息.第一册.北京:人

民卫生出版社,2011.

广东省卫生厅疾控处.高血压、糖尿病防治篇慢性病预防控制系列手册.广东.2010.

广东省卫生厅疾控处.健康生活方式篇慢性病预防控制系列手册.广东.2010.

符丽仙.糖尿病人家庭护理.健康必读.2013.6(12):581.

黄荣青.糖尿病人家庭护理综述.医药前沿.2013.6:342.

胡葵花.糖尿病家庭护理的研究进展.当代护士.2013.7:13-16.

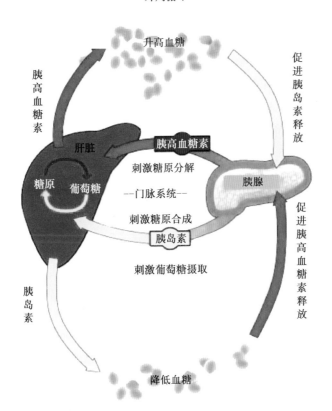

图 1　胰岛素的作用机制

百问百答你关心的糖尿病

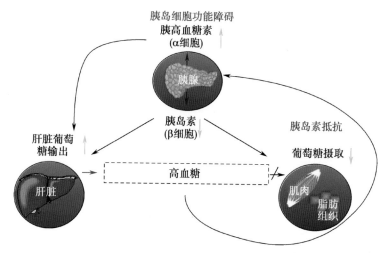

图2 2型糖尿病的主要病理生理缺陷

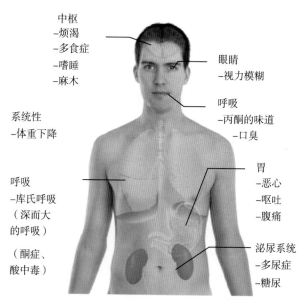

图6 糖尿病的主要症状

2

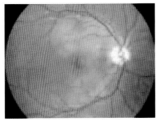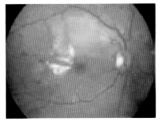

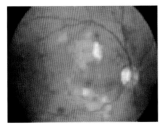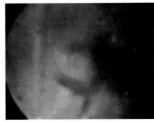

图 12　增殖期糖尿病视网膜病变

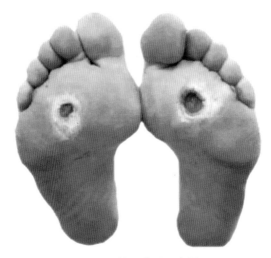

图 14　糖尿病足示意图

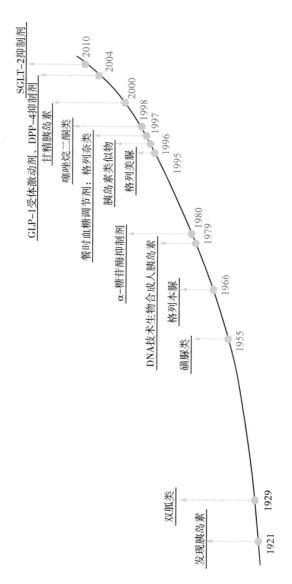

图 19　糖尿病治疗药物学上的里程碑

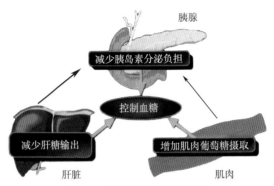

图 20　双胍类药物作用机制

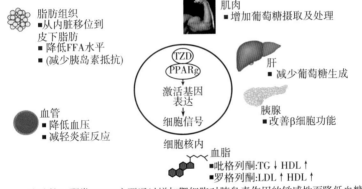

噻唑烷二酮类(TZDs)主要通过增加靶细胞对胰岛素作用的敏感性而降低血糖

图 21　噻唑烷二酮类作用机制

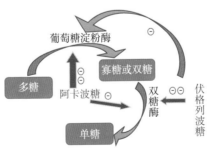

α-糖苷酶抑制剂通过抑制碳水化合物在小肠上部的吸收而降低餐后血糖

图 22　α- 糖苷酶抑制剂的作用机制

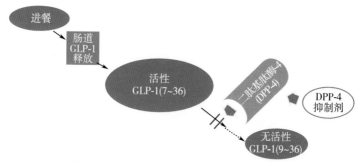

DPP-4抑制剂通过抑制DPP-4而减少GLP-1在体内的失活,使内源性GLP-1的水平升高。GLP-1以葡萄糖浓度依赖的方式增强胰岛素分泌,抑制胰高血糖素分泌

图23　DPP-4 抑制剂的作用机制

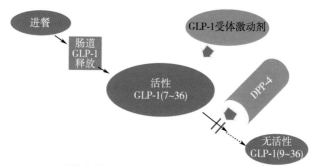

GLP-1受体激动剂通过激动GLP-1受体而发挥降低血糖的作用

图24　GLP-1 受体激动剂作用机制

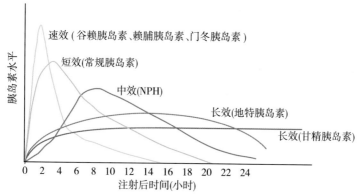

图25　各种胰岛素的作用持续时间

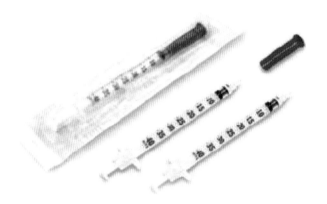

图 26　胰岛素专用注射器

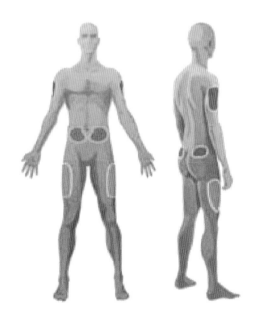

图 29　推荐的注射部位

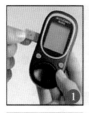

第一步
关机状态下安装或者
更换密码牌

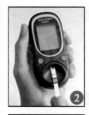

第二步
取出试纸后即将瓶盖盖
严，将试纸橙色方块朝
上插入血糖仪直至锁定，
注意不要弯曲试纸

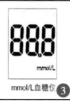

第三步
血糖仪自动开机，查看
是否出现888字样

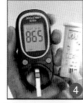

第四步
然后屏幕自动显示试纸
密码号，请与试纸筒上
密码号核对

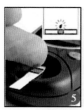

第五步
在血滴符号出现后90秒
内在橙色部位滴加血滴，
然后移开手指；
或者取出试纸，在20秒
内滴加血滴，再将试纸
插回血糖仪

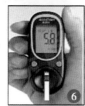

第六步
显示结果

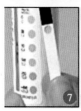

第七步
使用试纸控制窗复核血糖
结果

图34　血糖检测示意图